Beauty through Yoga

綿本彰の

きれいに効くヨーガ

内と外からきれいになる

NHK出版

はじめに

テレビCMや雑誌に登場したり、女性がやりたい習い事ランキングで高い順位を獲得するなど、人気が高いヨーガ。いっときの流行が落ち着いてもその人気は衰えず、ライフスタイルの中にすっかり定着したものとなりました。
女性がヨーガに期待する効果で大きな比率を占めるのは、「きれいになる」ということではないかと思います。なぜヨーガを行うときれいになるのかといえば、簡単にいうとヨーガが、体の内と外から「きれい」を総合的にプロデュースしてくれるから。この本ではその詳細を、一冊を通して紹介していきます。
「きれいになるために必要なものは何ですか？」と尋ねてみると、多くの女性がコスメやファッション、あるいはさまざまなエクササイズといったものを連想すると思いますが、その多くは外面的なアプローチをしていくもの。それに対して、「内面の文化」とも呼ばれる東洋の文化から生まれたヨーガは、内側からにじみ出るものをとても大切にします。
ヨーガは精神面を整えると同時に、体を外側から引き締めて整えるという点にも優れた、「きれい」を内側と外側の両側から作り出してくれる方法なのです。
そんな、女性のきれいに効くヨーガのイロハを凝縮したのがこの一冊です。難しい説明はできるだけせずシンプルにまとめたので、気楽に読んでぜひやってみてください。そしてみなさん一人一人に、それぞれの「きれい」を手にしてもらえたらと思います。

綿本 彰

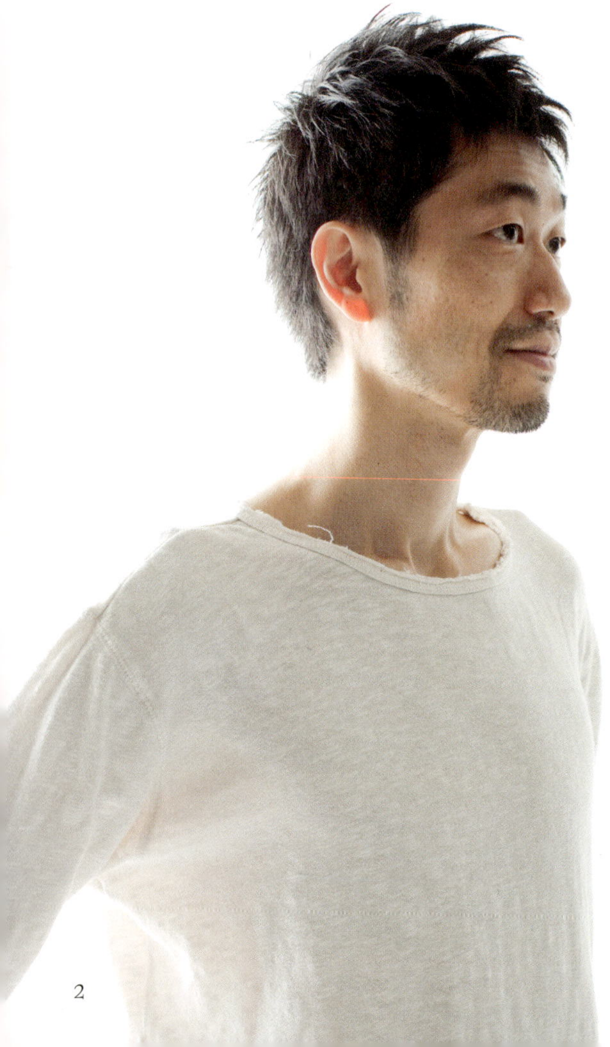

目　次

ヨーガってどんなもの？

すっかり人気が定着したヨーガ。街中で、ヨガマットを持って歩く女性の姿もよく見かけるようになりました。自分の部屋で、1人で、いつでも気軽にできるうえ、「体が柔らかくなる」「痩せてきれいになる」「健康作りにいい」などの体に作用する効果がその人気の理由の1つです。でもヨーガは、体をよい状態にするだけのものではなく、本来は「心をベストな状態へと調整する」ための方法なのです。

心がベストな状態とは

心がベストな状態とはいったいどんな状態のことをいうのでしょうか。聞いてみると「リラックスしている状態」という答えが返ってくることが多いようです。でもこれは正しくありません。リラックスしているのは一見よい状態に見えますが、力が抜けすぎて、意欲、やる気のようなものが不足していては、ベストとはいえません。逆に、やる気に満ちあふれていても、興奮状態で落ち着きがないようでは、これもベストな状態とはかけ離れています。やる気と落ち着きが絶妙なバランスで同居している状態こそがベストな状態だといえます。
誰でも、ベストなコンディションで毎日を過ごせればそれがいちばんよいのですが、実際には常にベストな状態を保つのはなかなか難しいもの。嫌なことがあったり、思いどおりに事が進まなかったり、不安や緊張を抱えたりという小さなへこみが毎日何かしら転がっているのが人生です。無理して元気を出すよう努力したり、嫌なことは考えないようにしようとしてもどうしてもできない……という経験も、きっと誰もが持っているはず。心を思いどおりに動かすというのは至難の業のようです。

心と体は密接に関係している

そこでヨーガでは、心と体の関係について着目します。
例えば、猫背になると呼吸が詰まり、苦しくなって眉間にしわを寄せ、心も暗くなってしまいます。逆に、背筋を伸ばして胸を開き、肩の力を抜いて、体を楽にすれば、表情も穏やかになって、だんだんと心まで元気になっていきます。コントロールすることの難しい心だけれど、体に働きかけることで緊張を取り去り、心の状態がコントロールできる。その発想から生まれたのがヨーガのさまざまなポーズです。

ヨーガの効果

ヨーガはただのエクササイズではありません。実際にポーズをとることで、心がすっきりする、体調がよくなる、「きれいになる」などのさまざまな効果が生まれます。

1 メンタル面の効果

ヨーガの最大の効果は、すでに述べたように、イライラ、ストレスなどメンタル面の問題を解消して心を安定させることです。具体的には、心をベストな状態に近づけるために、「ベストではない状態のとき」に緊張しがちな体の部分をほぐします。例えば、ストレスがあると呼吸が浅くなり、息を詰めてしまいがちですが、それが続くと首や肩が緊張してこり固まります。この緊張をほぐしてあげれば、ゆったりとした呼吸ができるようになり、自律神経が整い、心のストレスも和らぐため、ヨーガではまず体に働きかけてやります。

2 体調を整える効果

2つ目は、体調を整える効果。1で述べたように、心の状態を整えるためにヨーガで体に働きかけますが、このことが体のこり、こわばり、ゆがみなどを取り除くという効果を生みます。肩こりや頭痛、腰痛、生理痛、便秘など、病院に行くほどではないような、さまざまな不調を改善してくれるのです。これはヨーガの本質から見ると副産物のようなものですが、同時にとても大きく、魅力的な効果でもあります。

3 きれいになる効果

心、そして体を整えるために体の隅々までくまなく刺激するヨーガの動きは、「きれいになる」という美容効果も生み出します。ヨーガではふだん動かさない筋肉を動かし、そんな部分につきがちな脂肪を燃焼させます。また、ヨーガでは、体の表面の筋肉ではなく、深層の筋肉を鍛える動きを行うため、マッチョな筋肉にはなりにくく、女性らしいしなやかな体を作ることができるのです。

美容にも健康にも効果があり、しかも心の状態もよくなるヨーガ。女性にとってこんなにうれしいことはありません。でも、これらはすべて、続けていくことで得られる効果です。ぜひ、実際にポーズをとってみてください。そして継続してヨーガを行いましょう。

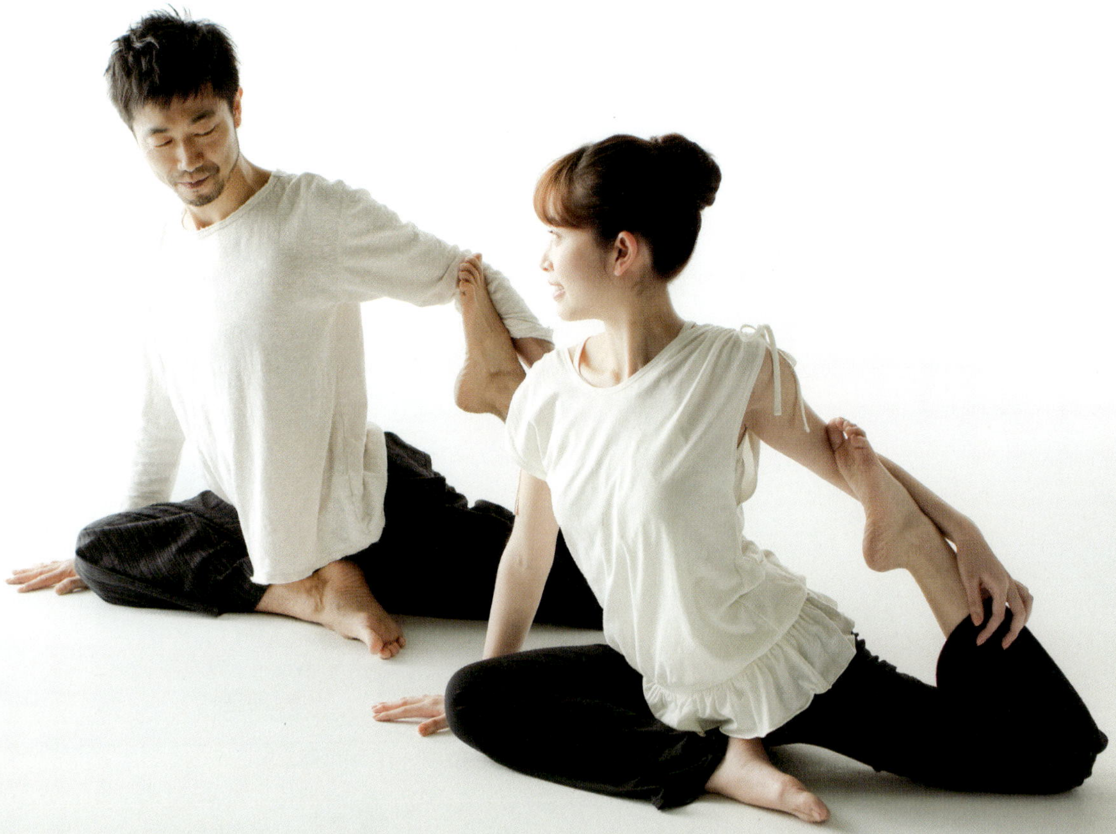

ヨーガの基本　1

体の上手な使い方

効果を高めるためのポイント

心と体、そして「きれい」を、ヨーガで上手に引き出していくためには、いくつかのポイントがあります。このポイントを守って行えば、体を痛めにくく、ポーズが持っている整体効果や引き締め効果などをより高めることができます。そしてもちろん、心が整えられることで、内側からきれいになる効果も高まります。すぐには難しいと思いますが、このポイントを心に留めつつ、13ページからのポーズに取り組んでみてください。続けているうちに、どのポーズにおいてもこうした体の使い方が無意識にできるようになってきて、やがて、日常生活の中でも自然とこれらのポイントが身につくようになります。心身両面で美しく、健やかな状態が保たれるようになるのです。

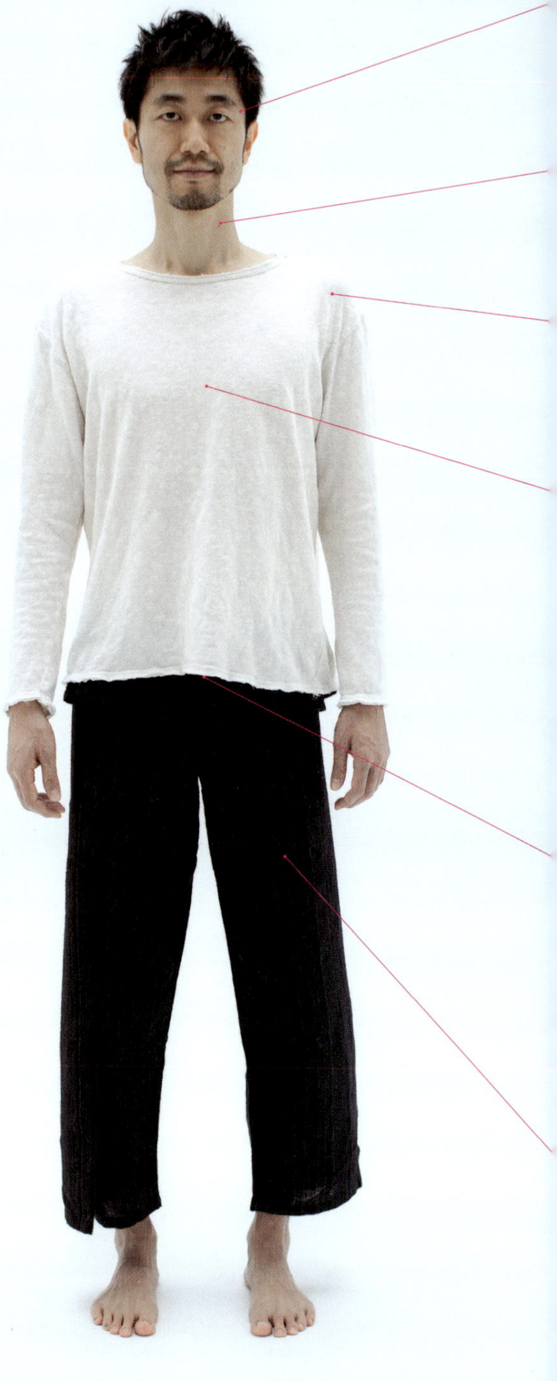

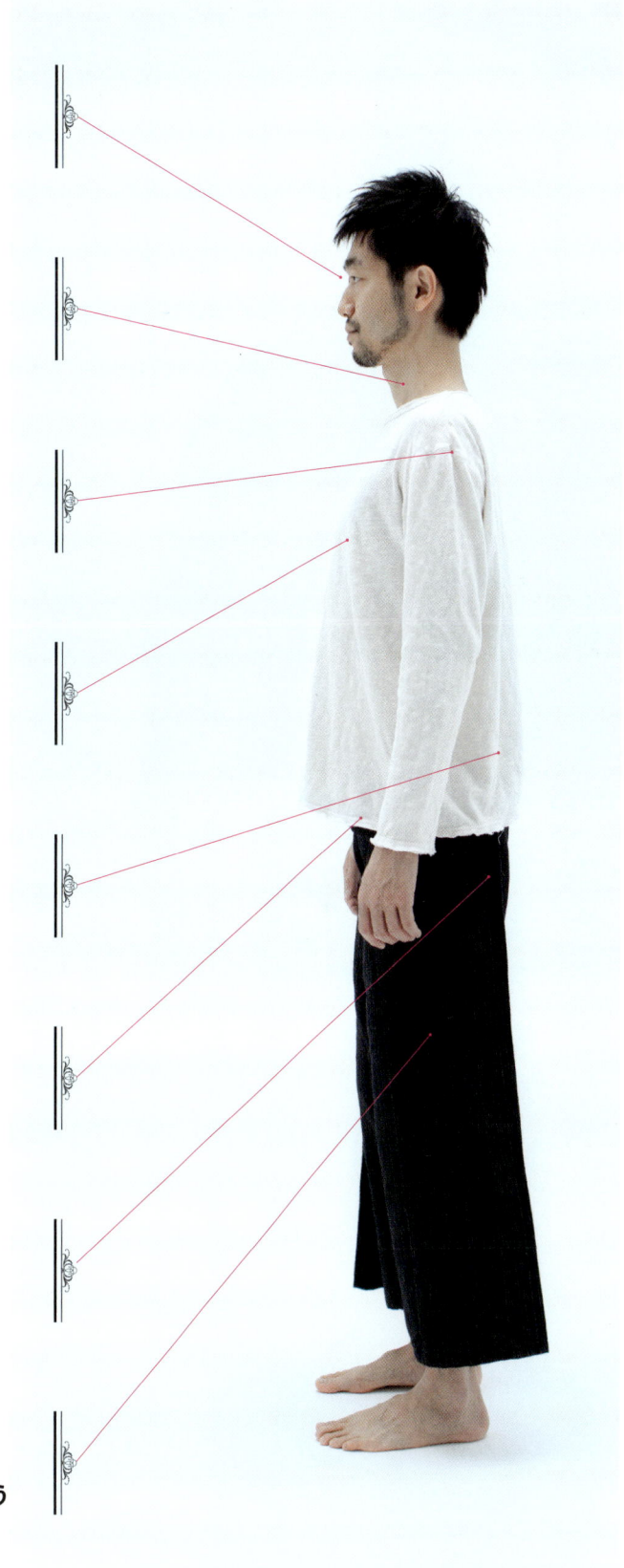

目

ポーズ中はできるだけ視線を動かさず、
優しい目で一点を見つめる

➡ **集中力を高める**

首

できるだけリラックスさせて、
すらりと長く伸ばしておく

➡ **心を気楽な状態に保つ**

肩

できるだけリラックスさせ、
常に穏やかに耳から遠ざけるようにする

➡ **心をリラックスさせる**

胸

軽くつり上げながら、胸の前面と背面を
広げていくイメージを保つ

➡ **心をポジティブに保つ**

腰

穏やかな反りのカーブを描きながら、
常にすらりと伸ばしておく

➡ **凛《りん》とした心の状態を保つ**

下腹

軽く奥に向けて引き締め、
穏やかに力強いイメージを保つ

➡ **やる気や意欲を育む**

尻

できるだけ表面の筋肉はリラックスさせ、
奥のほうを僅かに引き締めておく

➡ **精神的な落ち着き、安定感を育む**

もも

ももの内側をしっかりと伸ばし、
足の親指の付け根を軽く蹴り出すようにする

➡ **地に足のついた堂々とした感じを培う**

ヨーガの基本　2

呼吸について

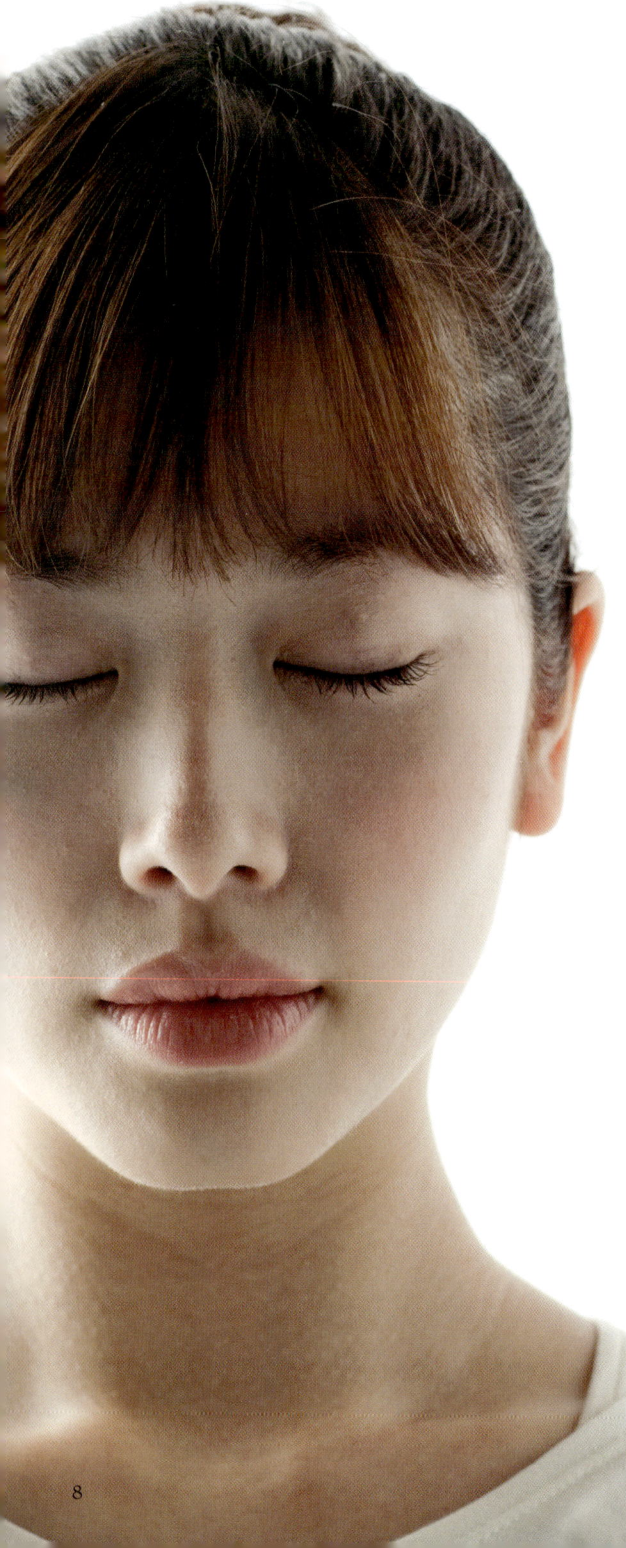

ヨーガの呼吸

ヨーガでは呼吸が大切だとされており、本などを見ると「腹式呼吸」、「完全呼吸」、「ウジャイ呼吸」など、さまざまな呼吸法が紹介されています。これらの呼吸法は、それぞれ効果を期待して意図的に行うもの。けれど、ヨーガ初心者が最初から制御された呼吸を行って、それがくせになってしまうと、ヨーガを行ううえで最終的に目指したい呼吸「ゆったりとした自然な呼吸」がかえって遠のいてしまうおそれがあります。そこでこの本では、「自然な呼吸」をしながらヨーガを行うことを基本にしようと思います。

心と呼吸の深い関係

呼吸はどうして大切なのでしょうか。人間は生きるうえでさまざまなことを我慢しています。小さい子どもは我慢をするときに息を止めますが、そのくせが染みついたまま成長してきた私たちも、困難があると同じように息を止めてしまいがち。呼吸を止めると、心やさまざまな思考の流れも止まり、感情がせき止められてしまいます。つまり私たちは、息をコントロールすることで感情をコントロールしながら生きているのです。心と呼吸はとても密接な関係にあります。

息を止めず、自分のリズムで

型に沿った呼吸法を行って息を律することが習慣になると、感情の流れや思考の流れも律せられて、いくらヨーガのポーズをとって心身を解放しようとしてもうまくできなくなります。それを避けるためには、自然に呼吸をするようにします。ポーズ中は息を止めないように注意し、ただゆったりと自分のリズムで気持ちのいい呼吸を繰り返しましょう。「気持ちよく呼吸しよう」と考えることすら忘れて、息を味わうことが大事です。例えば山の頂上、大草原、海辺、森の中など、広々として空気がきれいな美しい場所を頭の中でイメージすると、体の内側から柔らかくて深い息が自然に湧き起こるようになります。そうすれば、まず体がリラックスし、それにつれて心も穏やかになっていくはずです。

ヨーガの基本 3

ヨーガを行うときのポイント

実際にヨーガを行ううえで守りたい
大切なポイントを確認しておきましょう。

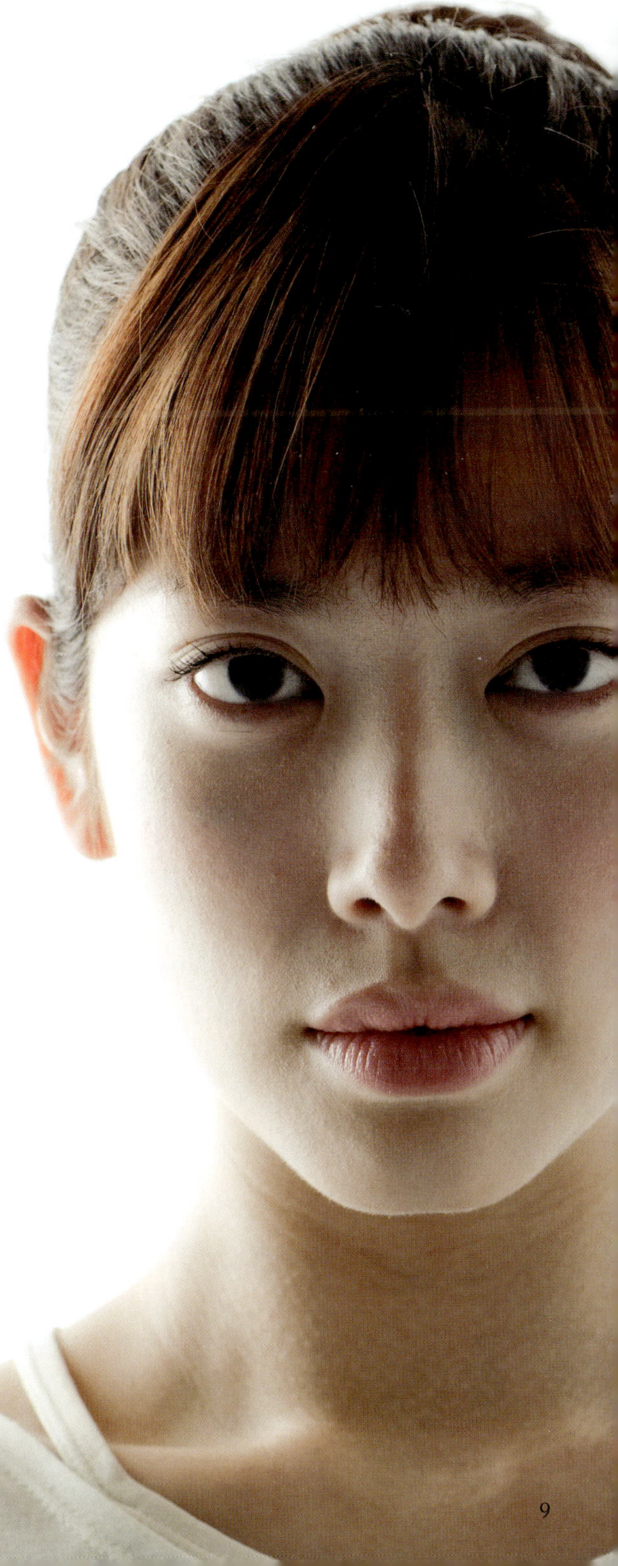

動きはゆっくりと

ヨーガを行うときは、反動をつけずに、ゆっくり動きましょう。ゆっくりと体を動かすと、意識を動作そのものや、そこから生じる体の内側の感覚に向けることができ、集中がより深められます。集中することで余分な力が抜け、必要な部分に力を入れることができるため、より効果的なのです。体を痛めないために大切なことでもあります。

痛い一歩手前でキープ

体をねじったり、伸ばしたりするときは、痛いと感じる一歩手前で止めましょう。刺激が強いほど効果的だと思いがちですが、それは大きな間違い。自分がいちばん気持ちいいと思うところを見つけて、そこでキープをするようにしましょう。

ポーズをとったら30秒間の深呼吸

ポーズをとったら30秒間ほど深呼吸を繰り返し、体の中の感覚に耳を傾けて、心を空っぽにしましょう。家で1人でヨーガに取り組んでいると、深呼吸を少ししたらすぐにポーズを解いてしまうことが多いようです。30秒間というのは意外と長く感じられますが、ここが伸びている、縮んでいるなどの体の状態を感じながら、じっくりと効きを味わいましょう。

「正しく」よりも「気持ちよく」

本の写真を見ながらヨーガを行っていると、どうしてもお手本どおりにしようと頑張りがち。でも、外面的な形をまねることに意味はありません。いちばん大事なのは、自分にとって最も効果的なところでポーズを止めて、ポーズを味わうこと。それがお手本とは違っていても、気持ちよければ効いている証拠です。明日もやりたいと思うくらいの気持ちよさを味わえることが、ヨーガを効果的に継続して行うために不可欠です。

ヨーガを行わないほうがいい場合

病気療養中の方（高血圧などの慢性病を含む）は、医師に相談してから行ってください。また、体に痛みがある方、妊娠中の方、食後2時間以内、飲酒後、体調が悪い場合はヨーガを行わないでください。くれぐれも無理はしないようにしましょう。

ヨーガのあれこれQ&A

ヨーガが初めての人も、やったことがある人も、
意外と知らないヨーガのいろいろ。
わからないことはなんでも、綿本さんに答えてもらいます。

Q. どんな服装で行えばいいですか？

A. 動きやすければなんでも。おしゃれなヨガウエアも楽しい

スエットやジャージ、Tシャツなど、体を締めつけず、動きやすい服装であればなんでもOKです。最近はファッショナブルなヨガウエアも充実しているので、好きなウエアでおしゃれをするのもヨーガをする楽しみの1つになるのではないでしょうか。足元は基本的に素足で行います。腕時計やアクセサリー類は外してください。

Q. お風呂上がりにしたいのですが？

A. 体を伸ばすポーズがおすすめ

体が温まると血行がよくなり、筋肉がほぐれて柔らかくなるため、ストレッチなどを行うベストタイミング。ヨーガを行うなら体を伸ばすポーズがおすすめです。ただし、風呂上がりに運動量の多いポーズを行うと、頭に血が上ってのぼせたり、気分が悪くなることもあるので、体調に十分注意して加減をしてください。

Q. 体が硬いのですが大丈夫でしょうか

A. 自分が気持ちよい範囲で伸ばせばいい

もちろん、硬くても大丈夫。ヨーガのポイントは完成ポーズを完璧にまねることではないので、自分が気持ちよく体を伸ばすことができればよいのです。それに、ヨーガは体が硬い人ほど効率よく効かせることができます。お酒の弱い人が少しのお酒で酔うように、少し行うだけで効果が表れるのです。無理はしないで、9ページの「ヨーガを行うときのポイント」を守って行いましょう。

Q. どのくらいで効果が表れますか？

A. すぐに表れるものと、続けることで期待できるものとがある

個人差がありますが、肩こりや足腰の疲れなどは、1つのポーズを行うとすぐに楽になることが多いようです。最初はそういった即効性のあるポーズを楽しみながら続けていくと、数週間〜数か月で体が引き締まってくるはず。さらに続ければ体質改善も期待できます。少しずつでよいので続けていきましょう。ポーズをとって気持ちよければ、「またやりたい、続けたい」と思うはずです。

Q. ヨーガを行うのに
いちばんいい時間帯は？

A. 食後2時間以内を
避ければいつでもOK

「朝がいい」「寝る前がいい」などいろいろ言われていますが、基本的にはどの時間帯に行ってもOKです。ただし、食後2時間以内は避けてください。胃に食べ物が入った状態で行うと、気分が悪くなる可能性があります。

Q. 生理中は
やめたほうがいいのですか？

A. 個人差があるので
簡単なポーズでトライ

体調には個人差があるので、あまり激しくないポーズで一度試してみるとよいでしょう。比較的軽いときにやってみて、大丈夫そうなら運動量を増やしてみましょう。もしヨーガを行った後に体が重い、熱っぽい、むくむなどの症状が出たら中止してください。なかには、生理中ではなく、生理前にしっかりとヨーガを行うことで痛みなどが軽くなる人も多いようです。

Q. スタジオに通って
習ったほうがいいですか？

A. そのほうが楽だけれど、
基本を守ればどちらでも

スタジオで先生に見てもらうと、ポーズが適切かどうかを指示してもらえるほか、自分で考えなくても正しい方向へ誘導してもらえるので、精神的にすっきりするのが簡単になると思います。でも、必ずしも習わなければならないということはありません。「痛みを感じるような姿勢を避ける」「ポーズをとるときに気持ちいいところで静止する」、最低この2つを守れば、自分の体やその感覚が先生となって、効果的な姿勢を教えてくれるでしょう。体の声、自分の感覚をよく確かめていれば大丈夫です。

Q. ヨガマットは必要ですか？
ほかの道具類は？

A. 必須ではないけれど
あると便利

マットは必須ではありませんが、あったほうがいいと思います。ヨガマットはクッション性やグリップ性を考慮して作られているので、膝や背骨が床に押しつけられて痛い場合や、床が滑る場合に使うとポーズがとりやすくなります。1枚持っておけばやる気アップにつながるかもしれません。また、ブロック（32ページ「ハトのポーズ」で使用）やボルスター（ヨガ用長枕。70ページ「あおむけの英雄座」で使用）も、ポーズによってはあると便利なアイテム。いずれもヨガグッズの専門店などで購入できます。

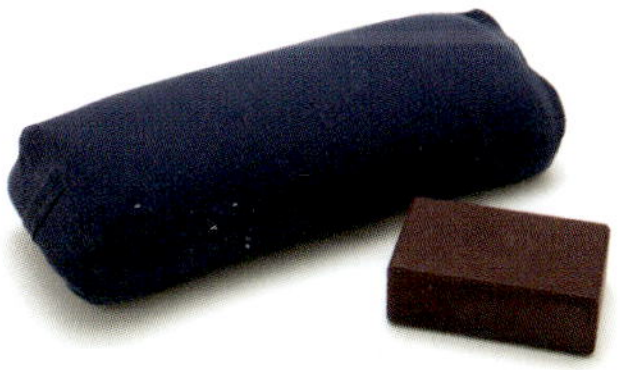

Q. ヨーガで痩せるって
どうして？

A. 精神的に落ち着いて
ドカ食いやケ食いがなくなる

ヨーガは、運動量そのものは決して多くはありませんが、実際に多くの人が痩せています。ヨーガのシェイプアップ効果で最も大きな要素はメンタル調整の効果。気持ちが落ち着くと、ストレス解消のために食べていた余分な食欲が落ち着きます。精神力もついてきて、ダイエットを続けることができます。また身体的には、ふだん動かさない、体の奥のほうの筋肉（インナーマッスル）をゆっくりと刺激してしなやかな筋肉をつけるので、基礎代謝量がアップします。ヨーガを行うと気持ちがいいため長く続けることができるので、即効性はなくとも徐々に体を変えていけるというわけです。

Q. あぐらが できないのですが……？

A. 無理はせず、楽な姿勢で座って

あぐらで座るとつらい人は、股関節が硬い、膝に痛みがある、骨の形が影響しているなどさまざまな状況が考えられます。できない場合は無理せずに、楽な姿勢で体を安定させて座ってください。楽になるのならクッションなどの上に座ってもよいですし、いすに座ってもポーズがとれるようならいすを使ってもOKです。

Q. 組み合わせてやるといいポーズはありますか？

A. 反らした後は前屈するなど、体が求めるポーズを

あります。例えば、体を反らした後には前屈するポーズを行ったり、ある部分を緊張させるポーズの後は、緊張させた部分をストレッチしてほぐすポーズを行うのがおすすめです。それ以外にも、1つのポーズが終わった後に「ここを伸ばしたい」「ここを曲げたい」などの、体が求める感覚に従うと、自分の体にとって最も適切なポーズを行うことができます。

Q. きれいにポーズがとれません！

A. ポーズの美しさは気にせずに心地よいと感じればOK

きれいなポーズでなくても問題ありません。ヨーガのポーズは、ダンスのように形の美しさを追求するものではないからです。静止して、そこでゆったり深呼吸しながら、効いているところを心静かに感じることにこそ意味があります。きれいな形でなくともかまわないので、ポーズをとったときに自分が心地よいと感じるところで、その心地よさを味わってください。それが「きれい」への近道です。

Q. 緊張してうまく呼吸ができません

A. ゆったりとした呼吸を優先して、ポーズを簡単にする

深呼吸ができないということは、体に対する負荷が強すぎるのかもしれません。その場合、ポーズの完成度にはとらわれずに完成一歩手前の簡単な形で止めて、そこでゆったりとした深呼吸をしましょう。深呼吸できないままでポーズをとると、体を痛めたり、逆に代謝も悪くなってしまいます。30秒間気持ちのいい深呼吸ができることが、ポーズをキープをするときの重要なポイントです。

Q. ヨーガのポーズはいくつくらいあるのですか？

A. 基本は84個でも今も増え続けている

ヨーガの基本ポーズは84個と言われています。しかし文献によって見解は異なり、実際にははっきりいくつとは言えないくらい無数のポーズが存在しています。ヨーガのポーズには厳密な決まりはなく、ヨーガ的な体の使い方さえしていれば誰でも作ることができるので、増え続けているのです。この「ヨーガ的な体の使い方」というルールから外れると、体を痛めたり、効果的ではなくなるのがヨーガ。体の声を上手に聞けるようになれば、あなたもポーズを作れるかもしれません。

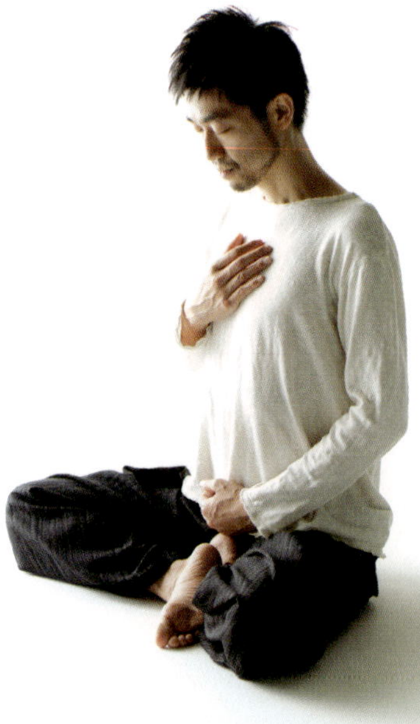

Part 1

ゆがみをリセットする

骨盤のゆがみ、猫背など、体のゆがみや姿勢の悪さは
ボディーラインに影響するだけではなく、
冷えやイライラなども招きます。
固まってしまった姿勢、くせのついた筋肉をヨーガで調整。
不調を解消してきれいなプロポーションを手に入れましょう。

骨盤のゆがみを整える

賢者のねじりポーズ

骨盤のゆがみは、脚の形や長さに影響したり、
代謝が悪くなって太りやすくなるなどさまざまなことを招きます。
これを改善するには股関節まわりを調整するのが早道。
このポーズは、股関節の左右のバランスを改善して、
骨盤のゆがみを整えます。

Point

- **腰が縮んでいると痛めやすいので、背骨を十分伸ばしたまま行う。**
- **ポーズをとりにくい側を長めにキープすると、効果アップ。**

こんな効果も

ウエスト・お腹《なか》・背中の引き締め、便秘、内臓の働きを整える

1

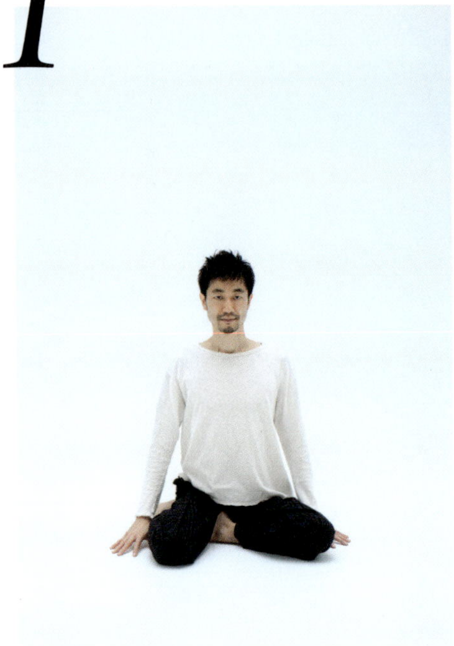

両足を右に崩して横座りになる。右のお尻は少し床から離れてもOK。

2

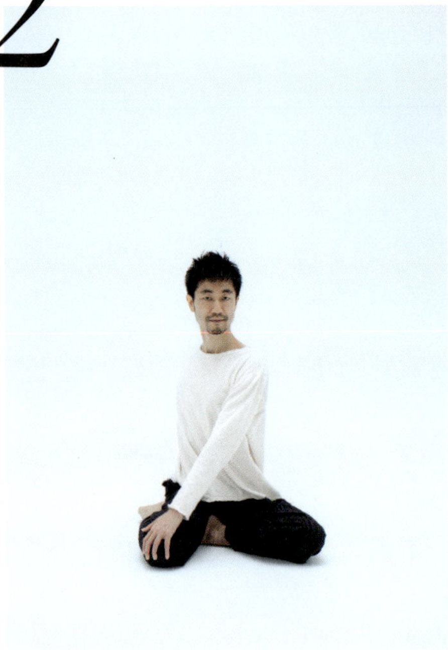

左手で右膝を持ち、右手の先を後の床につけて、息を吸いながら背筋を伸ばす。

3

息を吐きながら、背筋を伸ばしたまま上体を右へねじる。胸を天井に向けつり上げるようにして、肩の力を抜く。首は気持ちよい程度にねじり、力まないようにする。そのまま30秒間ほど深呼吸する。

息を吸いながら1の姿勢に戻り、反対側も同様に行う。

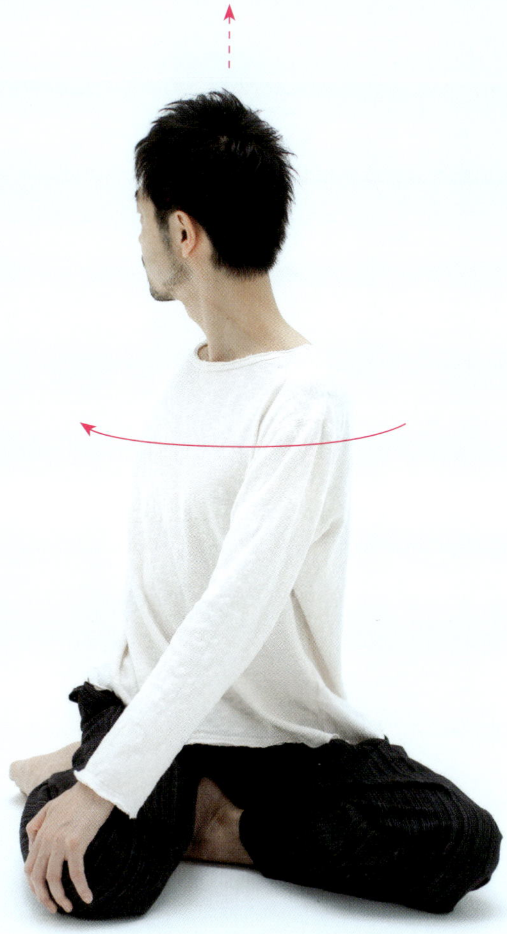

Step-up Pose

できる人は

左足の先を、右ももの上に乗せる。この場合、左手は膝ではなくももを持ってもよい。

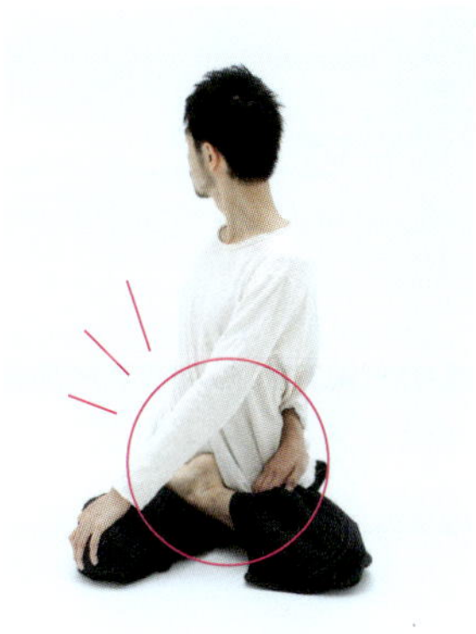

NG

強くねじろうとすると猫背になりがち。ねじることよりも背筋を伸ばすことを優先して。

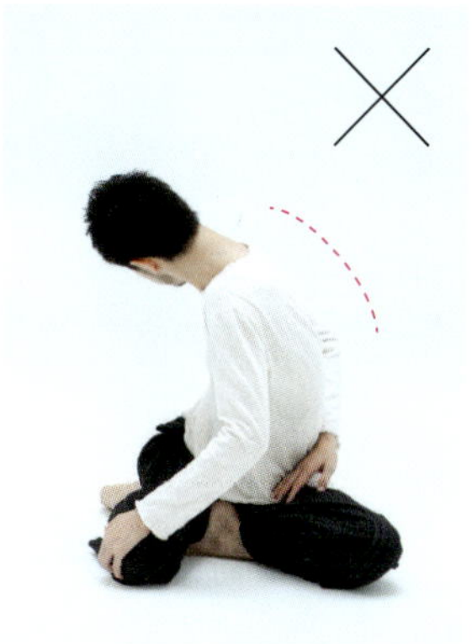

骨盤の動きをスムーズにする

猫のポーズ

骨盤が前傾すると出っ尻の姿勢に、後傾すると猫背になってしまいます。
すると、立ち姿からすべてが台なしに。
このポーズで骨盤まわりの筋肉をほぐし、スムーズに動くようにしましょう。
骨盤の位置が整い、きれいな腰のラインが手に入ります。

Point

背中を気持ちよくストレッチするので、呼吸が楽になり、血流もよくなる。

こんな効果も

冷え性、むくみ、自律神経を整える、気分すっきり

1

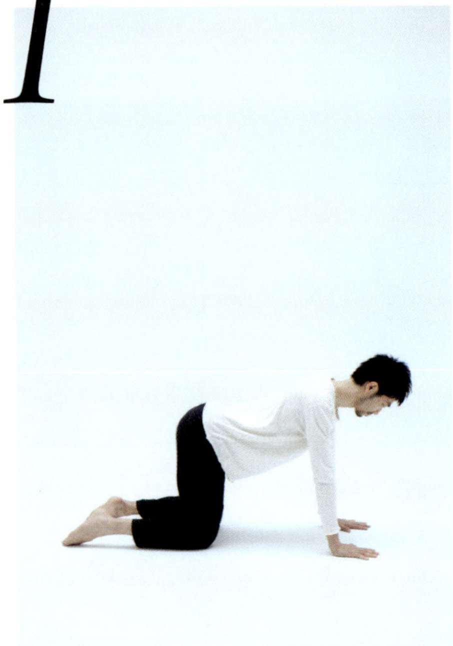

四つんばいになって背筋を伸ばす。手足は肩幅程度に広げて、ももと腕は床に垂直につく。肩と首の力は抜いておく。

2

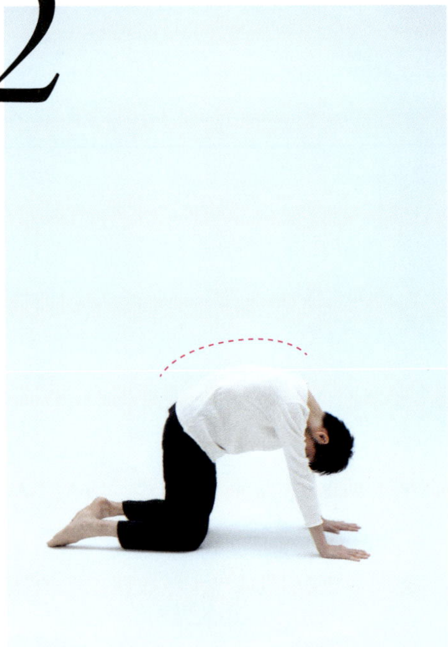

息を吐きながら、背中を丸める。尾てい骨をももの間に押し込み、肩甲骨を外側に広げるような感覚で。首は自然に垂らして力を抜く。お腹をへこませて、息を吐ききる。

3

息を吸いながら、上体を軽く反らせる。お尻を突き出してお腹をへこませ、胸は前に突き出して、首を斜め上に向けてすらりと伸ばす。

息を吸いきったら 2に戻り、深呼吸のペースに合わせて2、3を1分間ほど繰り返す。

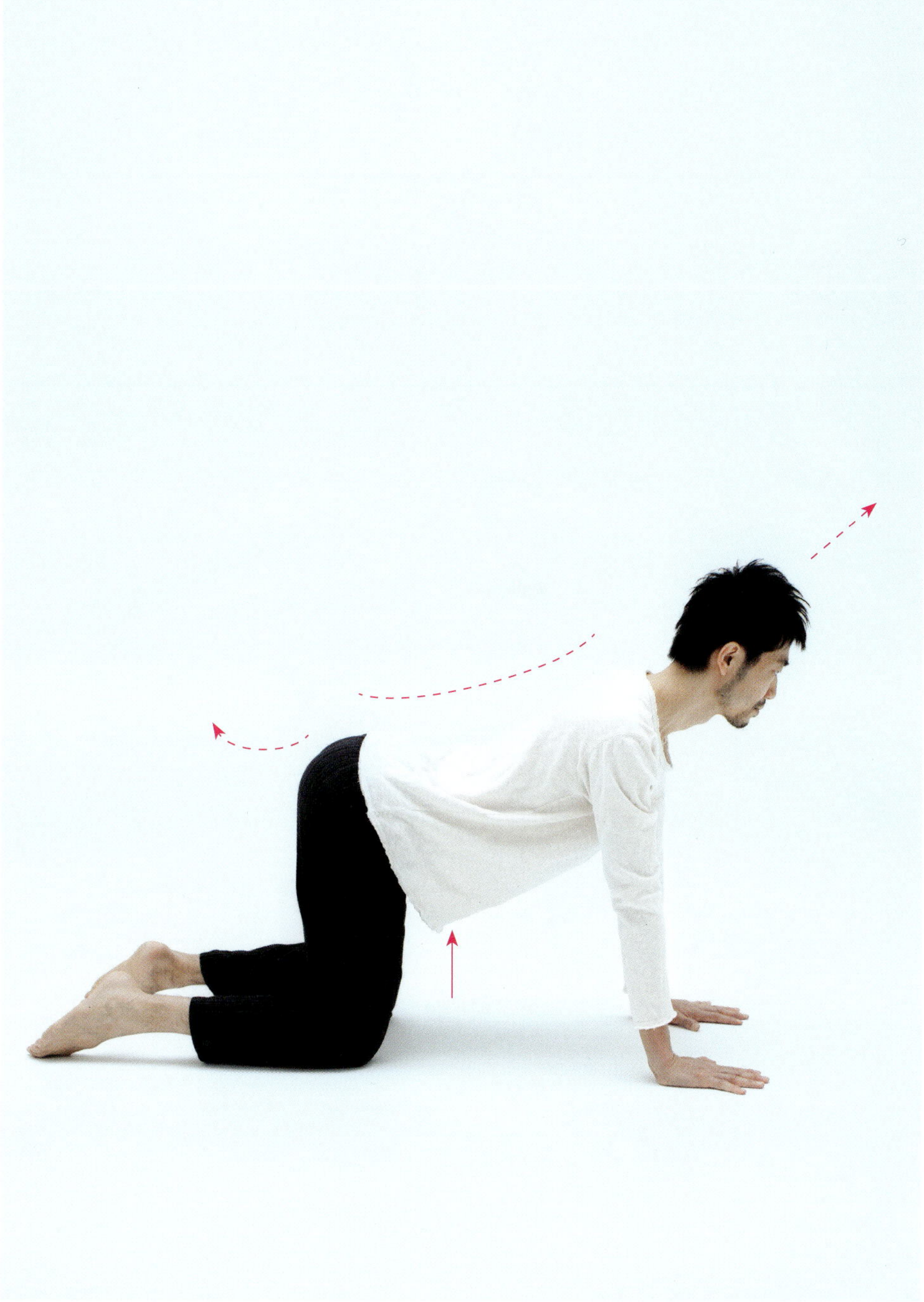

NG

息を吸うとき、首の後ろを縮めると首を痛めてしまう。うなじをすっと伸ばし、首にはなるべく力を入れないようにする。

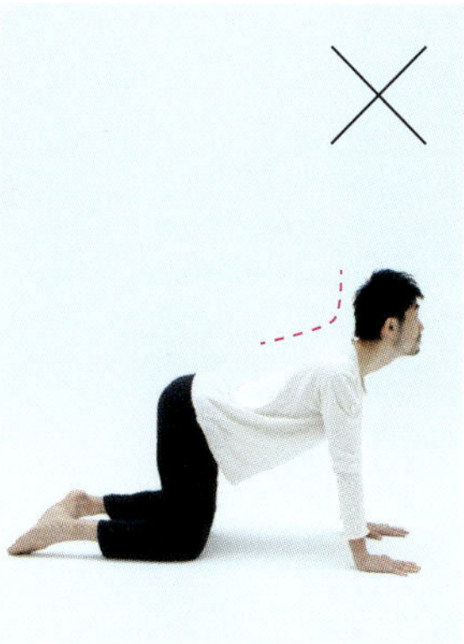

肩のまわりを調整する

鶴のポーズ

机に向かうことが多い生活をしている人は、
意識しないと肩が前に倒れてしまいがち。
肩を後ろに引き、腕を外側に向けてねじるこのポーズで
肩の位置を調整すれば、プロポーションまでよく見えます。

Point

肩甲骨まわりを動かすことで呼吸が楽になり、ストレスの芽を摘んでくれる。

こんな効果も

背中・肩・二の腕の引き締め、ストレス解消、背中の疲れ、肩と首のこり

1

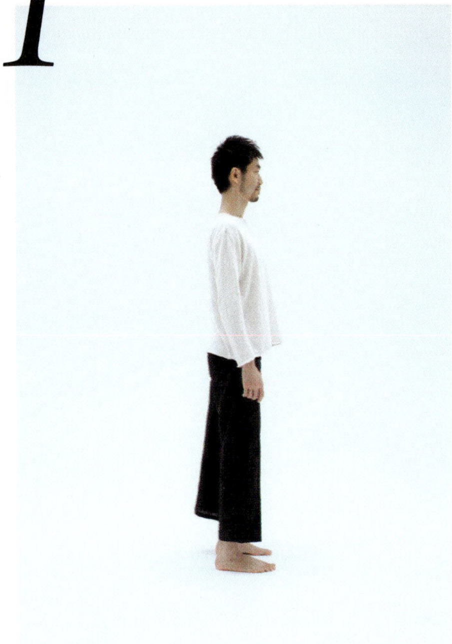

両脚を腰幅に開いて立ち、下腹を軽く引き締めて背筋を伸ばす。肩の力は抜いておく。

2

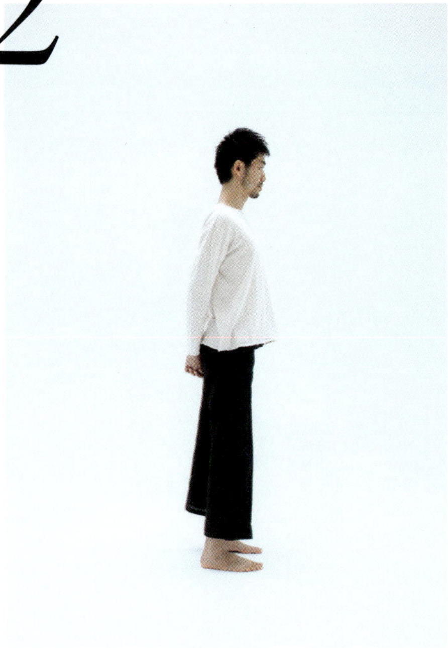

腕を伸ばしたまま両手を後ろで組み、一息吐く。

3

息を吸いながら胸を引き上げ、両腕を、付け根から外側へ穏やかにねじりながら伸ばす。肩甲骨を寄せ、腰に向けて下げるような感覚。そのまま30秒間ほど深呼吸する。

息を吐きながら1の姿勢に戻る。

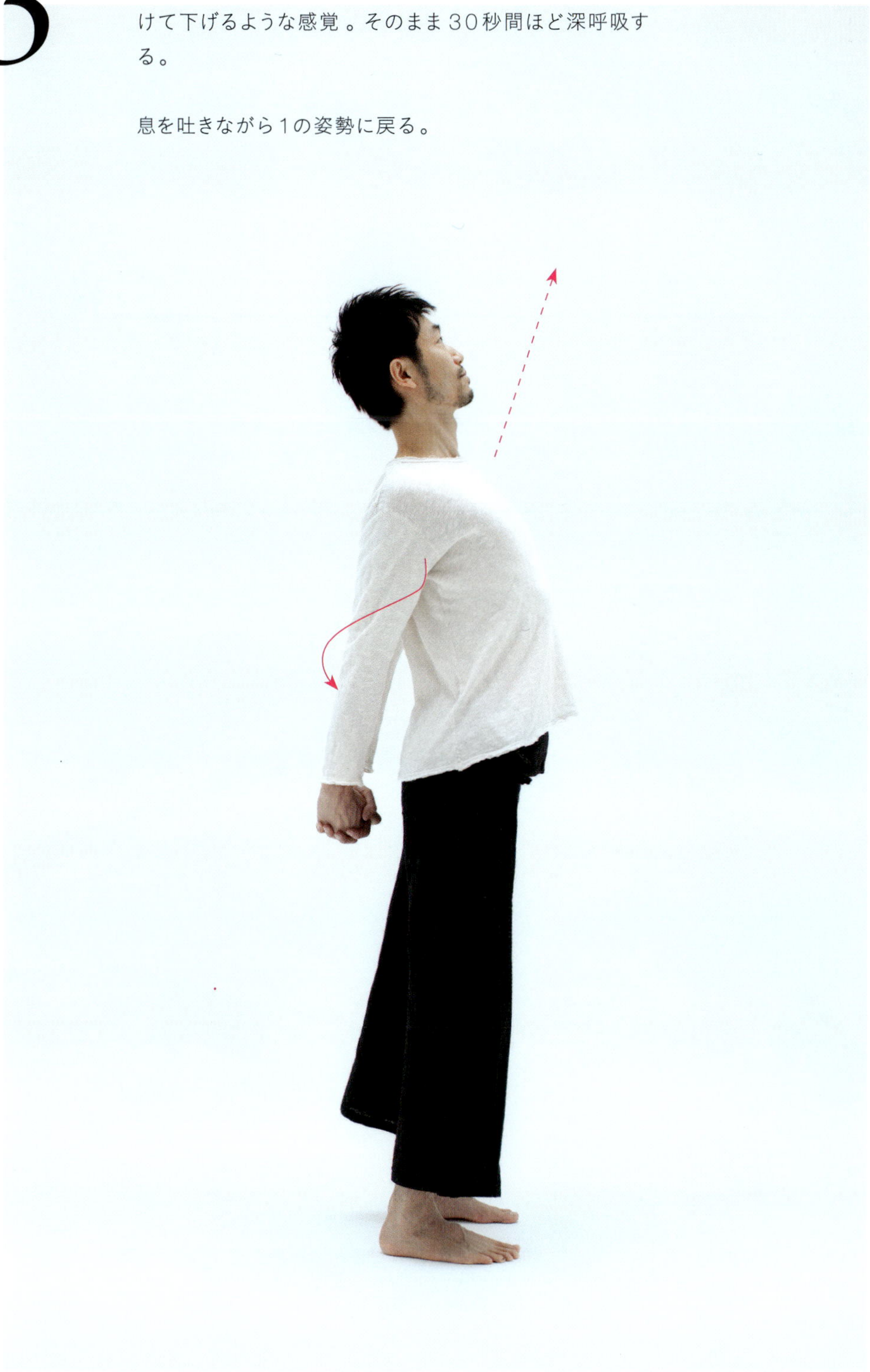

Step-up Pose

できる人は

左右の小指だけを引っ掛け、さらに腕を外側へねじる。

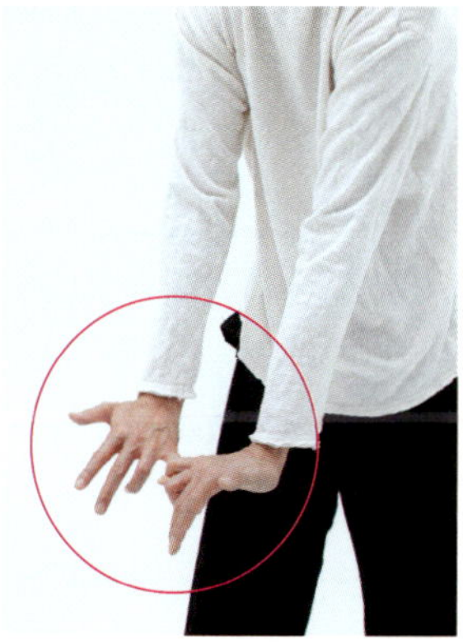

NG

腕だけを無理に上げようとすると猫背になって逆効果。胸を反らせることを意識して行う。

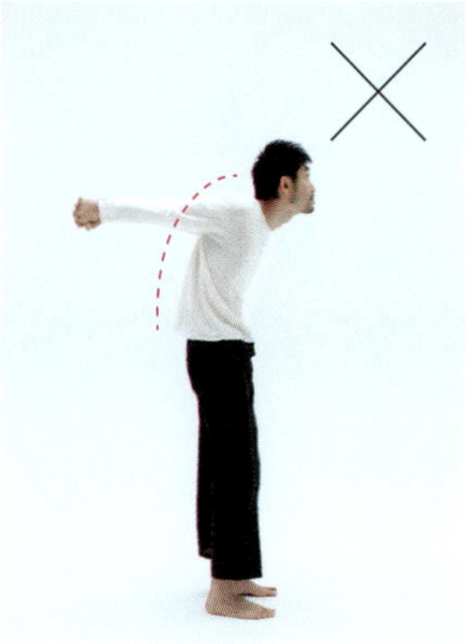

猫背解消＆バストアップ

太鼓橋のポーズ

猫背になるとバストの位置が低くなり、首が前に突き出て、
ボディーラインがきれいに見えません。
このポーズで猫背を解消しましょう。
背中の上部の筋肉を鍛えることでバストアップも期待できます。

Point

息を吸うときにろっ骨が動くのを利用して、胸をしっかり反らせる。

こんな効果も

美しい上半身のラインを作る、首・肩のゆがみ調整、自律神経を整える

1

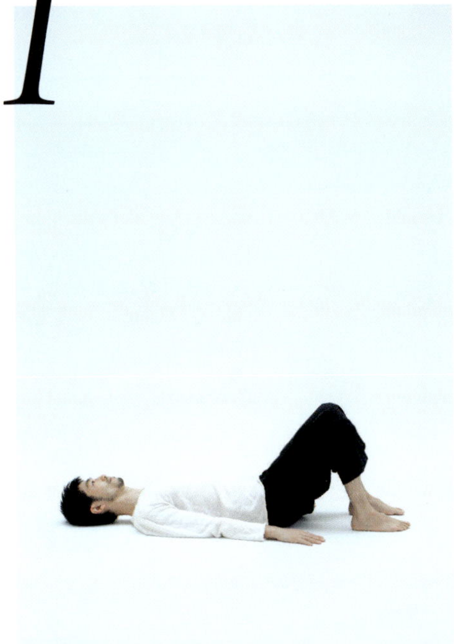

あおむけになり、両膝を立てる。脚は腰幅程度に開いて両足を平行に置き、かかとをお尻から20cm程度離す。両手は手のひらを下にして体の横に自然に伸ばしておく。

2

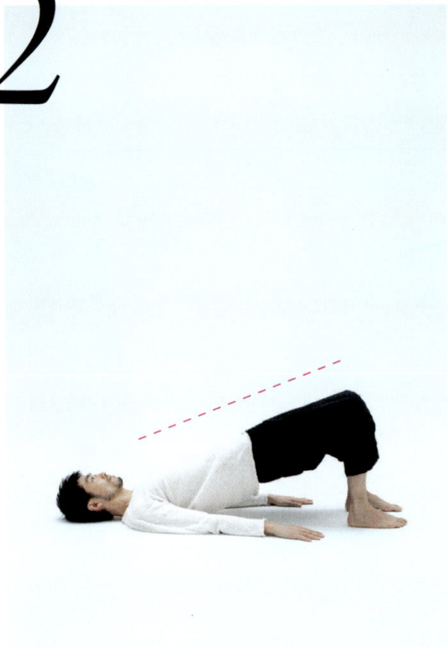

息を吸いながらお尻を持ち上げ、首から膝までを一直線にする。

3

腰の下で両手を握り合わせて、肘を伸ばす。肩は後ろで軽く引き寄せ、肩に体重を乗せ、自然に胸を反らす。首はできるだけリラックスする。そのまま30秒間ほど深呼吸する。

息を吐きながら1の姿勢に戻る。

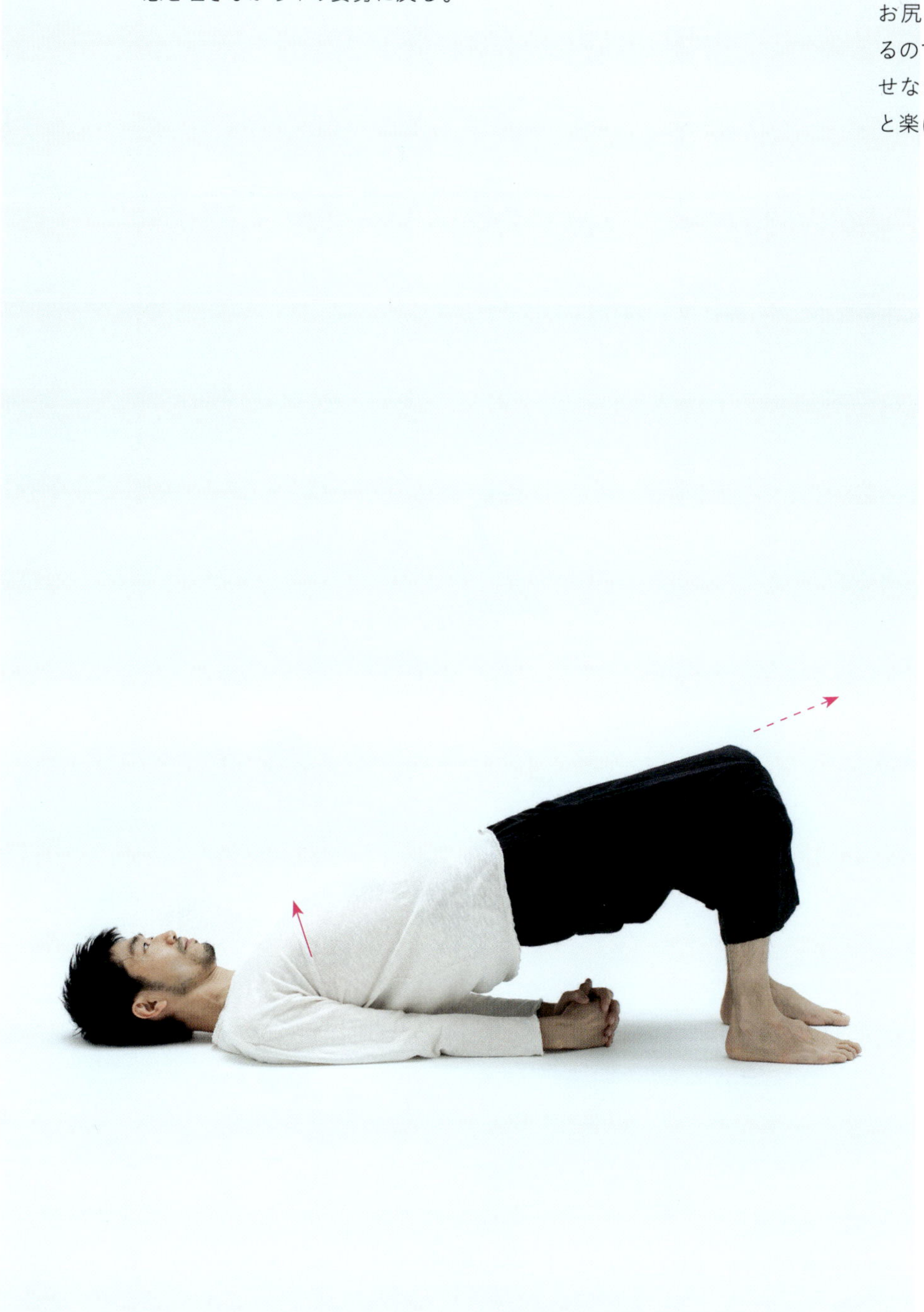

Point

お尻に力を入れて持ち上げるのではなく、お腹をへこませながら長く伸びようとすると楽に姿勢が保てる。

NG

お尻が下がると効果も落ちる。また、つま先と膝が外側に広がると腰を痛める可能性もあるので注意する。

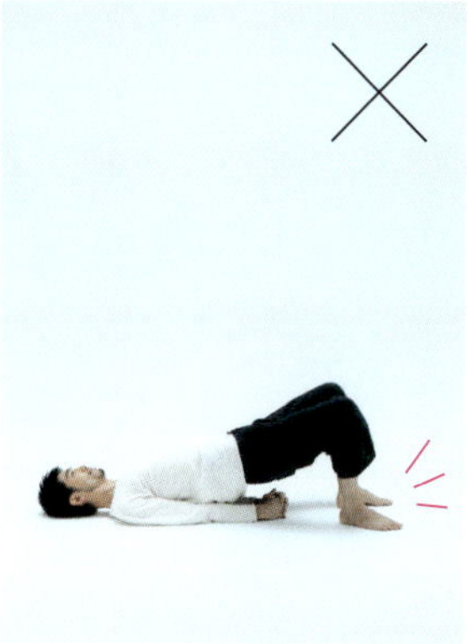

脚のラインを美しく

足と手のポーズ

若い女性に多い、脚を曲げたままぺたぺたと歩く歩き方は、
きれいに見えないだけではなく腰痛を招くおそれも。
脚の裏側、特に膝裏を伸ばして修整しましょう。
深呼吸とともに、無理のない範囲で行って。

Point

背筋をまっすぐ保つことがいちばん大事なポーズ。膝はできる範囲で伸ばすだけで効果があるので、背中が丸くなるようなら膝の曲げ方を加減する。

こんな効果も

脚・ウエストの引き締め、美肌、全身の疲れ、肩こり

1

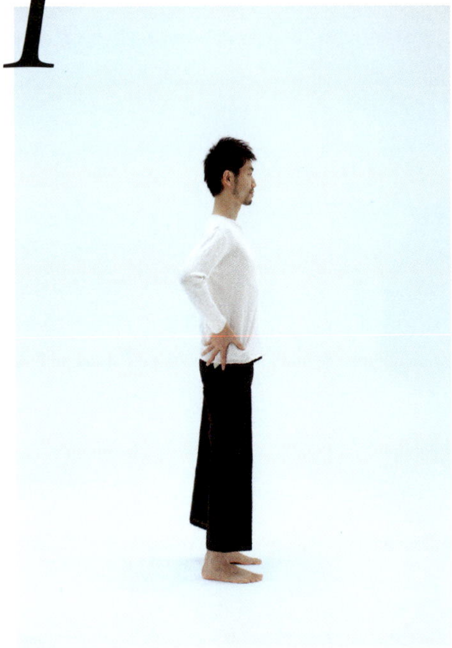

両脚を腰幅に開いて立ち、両手で腰骨をつかむ。下腹を穏やかに引き締め、背筋を伸ばし、肩の力は抜いておく。

2

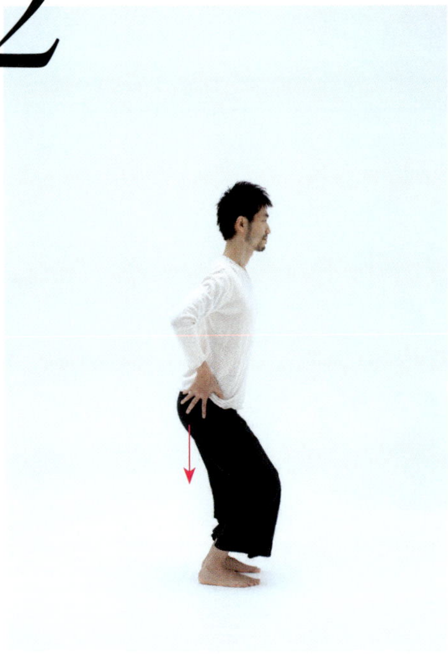

息を吐きながら腰をまっすぐに落とし、軽く膝を曲げる。

3

深呼吸しながら、膝を曲げたまま、ゆっくりと上体を前に倒して手を床につける。下腹を引き締め、背筋をまっすぐに伸ばしたまま、お腹とももを近づける。膝裏が楽になってきたら、少しずつ膝を伸ばす。逆につらい場合はさらに膝を曲げる。そのまま30秒間ほど深呼吸する。

手を腰骨または膝に置いて、背筋を伸ばしながら2に戻り、徐々に1に戻る。

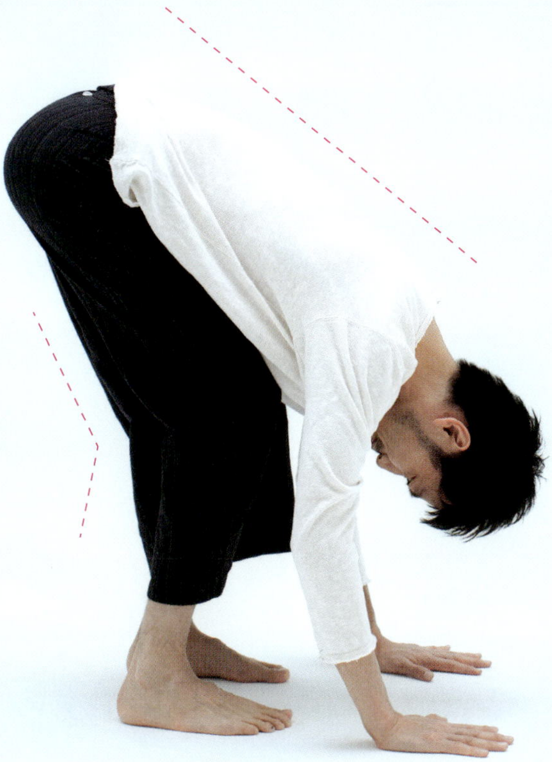

Step-up Pose

できる人は

膝裏を完全に伸ばす。
無理はしないこと。

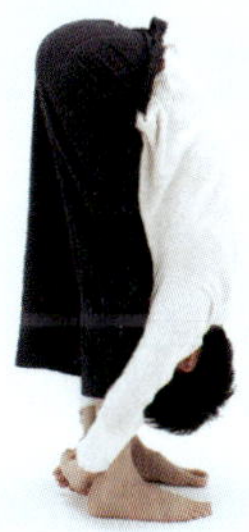

NG

無理に膝を伸ばして背中が丸くなってしまうと、腰を痛める可能性がある。

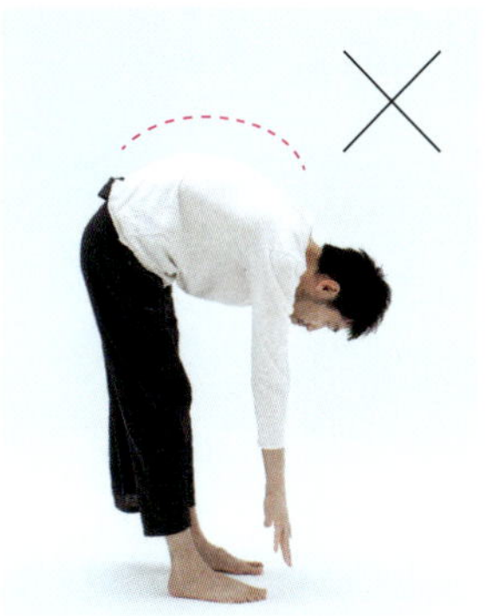

O脚・X脚を改善する

手枕のポーズ

女性に多いO脚やX脚は、
脚の筋肉のつき方のバランスに問題がある場合が多いよう。
それを修整すれば改善は可能です。
ももの内側の、脚を閉じるための筋肉を主に鍛えるポーズです。

Point

両脚をそろえるとき、O脚気味の人は下の脚を少し内側にねじるように、X脚気味の人は下の脚を少し外側にねじるようにすると、効果アップ。

こんな効果も

ウエスト・ヒップ・脚の引き締め、内臓の働きを整える

1

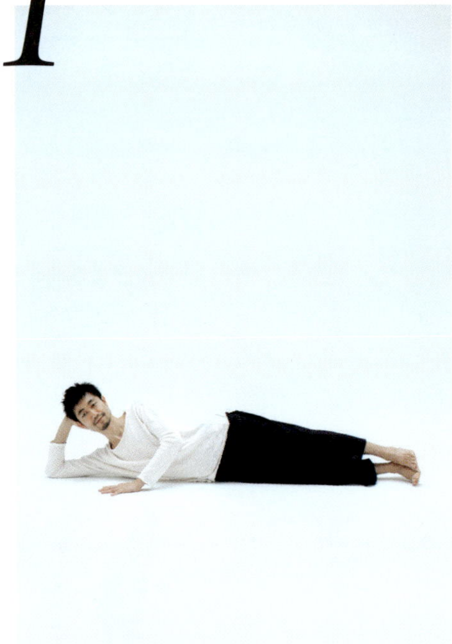

右側を下にして横になり、肘をついて右手のひらに頭を乗せて、手枕をする。左手は胸の前の床に置き、軽く体重をかけて体を安定させる。

2

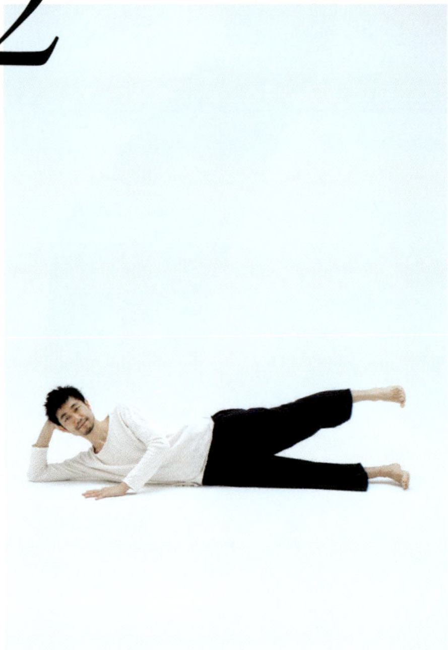

深呼吸をしながら、左脚を伸ばしたまま軽く持ち上げる。

3

深呼吸を繰り返しながら、右脚を同様に持ち上げる。左脚に沿わせてそろえたら、少しずつ左脚の力を抜いていき、右脚だけで両脚を支える。肩の力を抜いて、体全体を長く伸ばすようにしてポーズを保ち、そのまま30秒間ほど深呼吸する。

息を吐きながら1の姿勢に戻り、反対側も同様に行う。

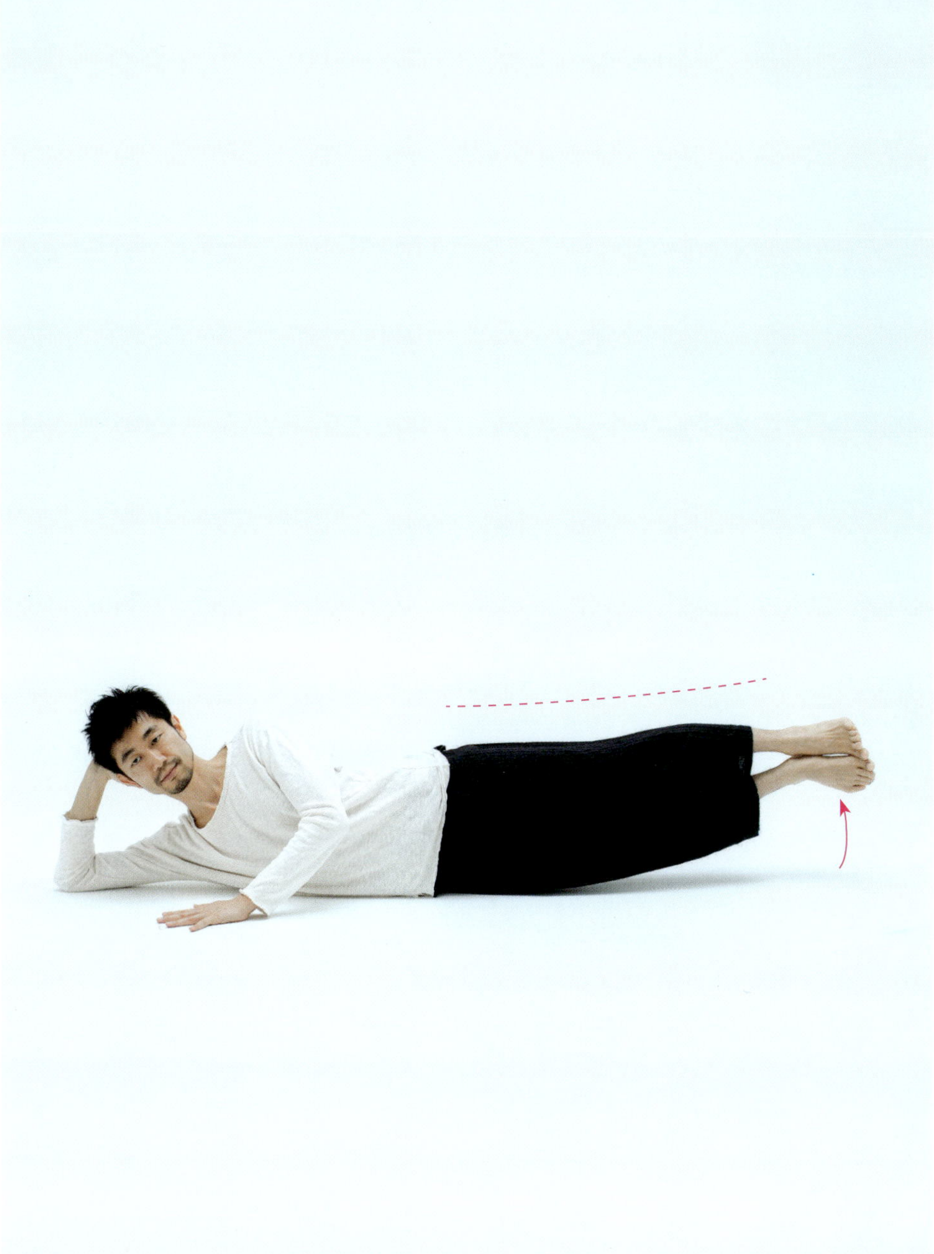

NG

脚を高く上げようとすると、体がくの字になりやすく、効果がダウン。高さよりも体をまっすぐに伸ばすことを優先して。

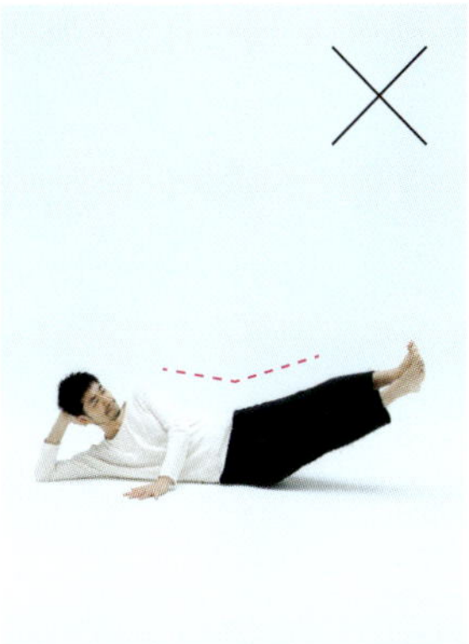

Akira Watamoto 「きれい」を語る

1

「きれい」に関して損をしている日本の女性

日本の女性のファッショナブルさは海外でも有名。外国に行くと見かける現地の女性はTシャツ姿にノーメイクのラフな格好の人が多いので、いつでもきれいにメイクをして、流行の先端の服を着ている日本の女性を見ると、とてもおしゃれだと感じます。

でも同時に、大きな損をしていると思うこともあります。日本では、歩き方や姿勢が格好よくない女性が決して少なくないのです。せっかくスタイリッシュな服装をしているのに膝を曲げたままでぺたぺたと歩いたり、猫背だったりで、雰囲気が台なしに。私はそんな女性を見ると「もったいない」と思うのと同時に、自分の教室で受講生の姿勢を補整するくせがついているせいか、ついついアドバイスしたくなってしまいます。

思うに、メイクやファッションといった外側を飾ることや、体重やウエストの太さなどわかりやすい部分だけにとらわれて、それ以外の「きれい」を意識していない人が多いのではないでしょうか？　「まっすぐきれいに歩く」「背筋を伸ばしてゆがみなく立つ」、ただそれだけの動作でも、その人の持つ雰囲気、内側からにじみ出るオーラのようなものががらりと変わってくるのです。

ちょっと意識するだけで、歩き方や姿勢はもちろん、ボディーライン、しぐさ、表情、雰囲気も、変えることができます。特に、ゆがみを取り去って体のラインを変えるのは思っている以上に簡単です。ヨーガはハードなエクササイズではありませんが、正しい姿勢を保つために必要な筋力をつけることができます。そして日常生活での意識の変化をもたらして、「きれい」になれるのです。

Part 2

体の不調に効く

肌荒れ、むくみ、便秘……
そんな体の不調は、女性にとって「きれい」の大敵でもあります。
ヨーガで内臓を活性化したり、
自律神経を整え、血流をよくすることで、
体の内側から「きれい」を目指しましょう。

便秘を解消する

赤ちゃんのポーズ

便秘は、ほうっておくと吹き出物ができたり、免疫力が低下してしまいます。
腸の動きを活発にして穏やかなお通じを促すには、
背中と腰を穏やかにストレッチしながら、
内臓を活性化させる赤ちゃんのポーズがおすすめ。
自律神経を刺激することで整腸作用がアップします。

Point

**腹式呼吸を意識すると、
より腸の調子を整えることができる。**

こんな効果も

お腹の引き締め、美肌、生理痛、軽い腰痛、
首のこり、疲労回復

1

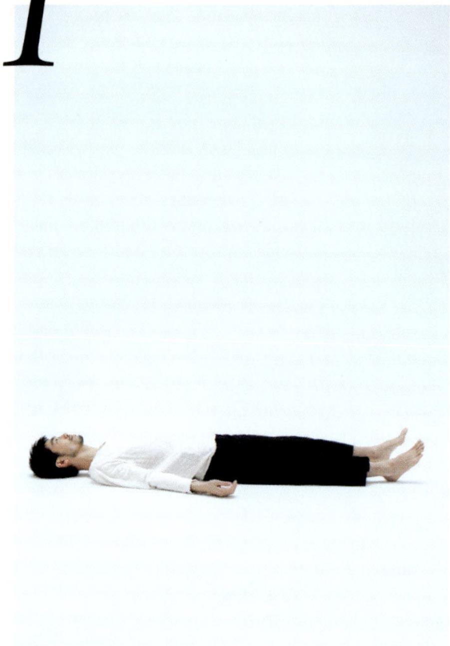

力を抜いてあおむけになる。

2

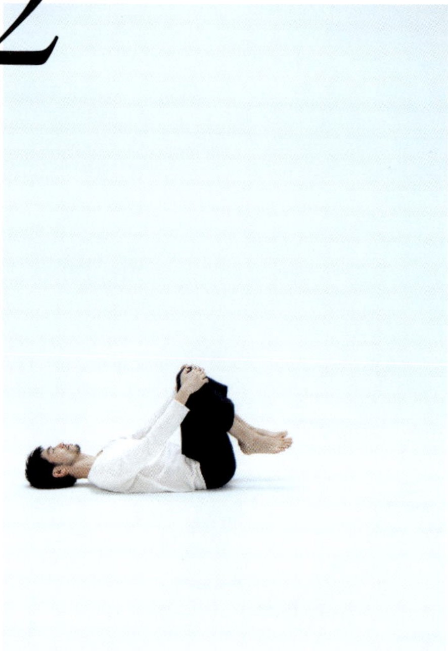

両膝を折り曲げ、両手で片膝ずつ持つ。肩はリラックスさせる。

3

息を吐きながら、両膝を胸に向けて引き寄せ、お尻を軽く持ち上げる。お腹をへこませ、そのまま30秒間ほど深呼吸する。

息を吸いながら2に戻り、吐きながら1に戻る。

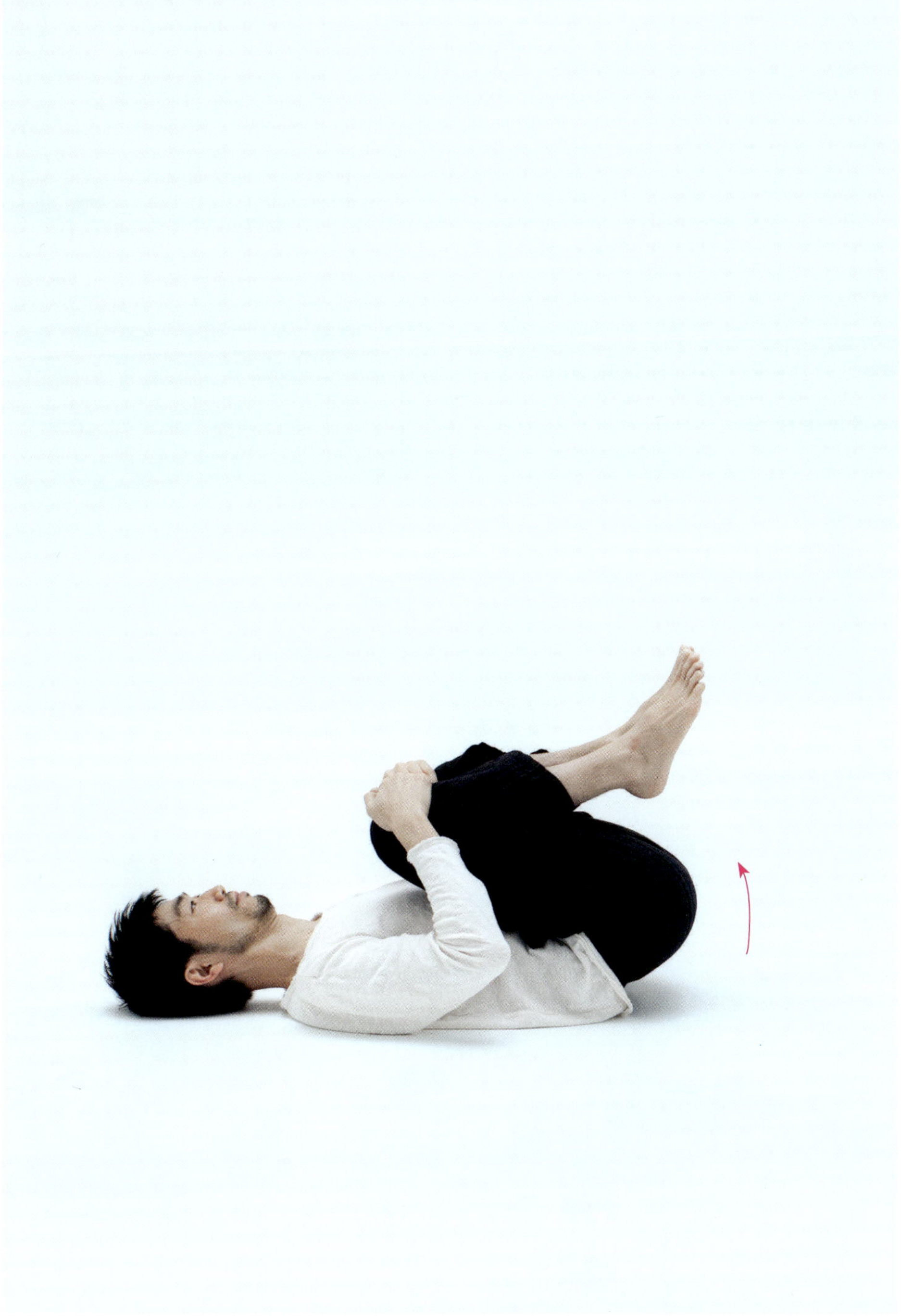

Step-up Pose

できる人は

お尻だけではなく、頭も持ち上げて、背中が床につく範囲をできるだけ小さくする。お尻が床から持ち上がらないと整腸作用も効果半減。お尻を意識し、痛みのない範囲で持ち上げることが大切。

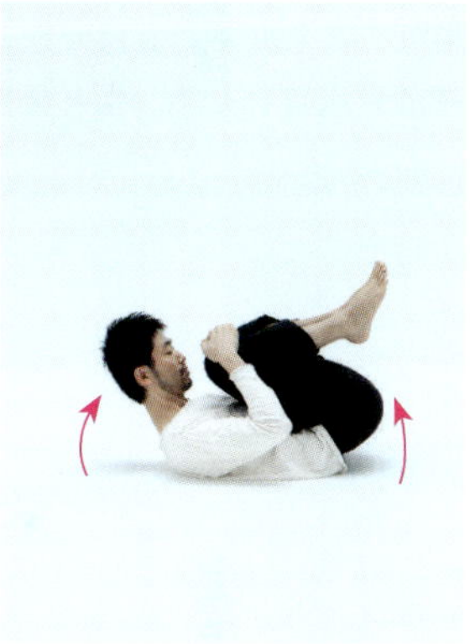

胃の不調を取り除く

コブラのポーズ

穏やかに体を反らせて、胃の周辺をストレッチ。
背骨も穏やかに刺激するので自律神経の働きが整い、
重苦しい胃の調子がよくなります。
姿勢や肌の調子、気持ちにも好影響が。

Point

腰は、反らせると負担がかかって痛めるおそれがある。反らすのではなく、伸ばす程度にして、胸と頭頂部を斜め上に引き上げるイメージで。

こんな効果も

冷え性、便秘、美肌、背中・お尻の引き締め、バストアップ、首筋を美しく

1

うつ伏せになって脚を腰幅程度に開き、両手を肩の下あたりに置く。あごか額を床につけて、一息吐く。

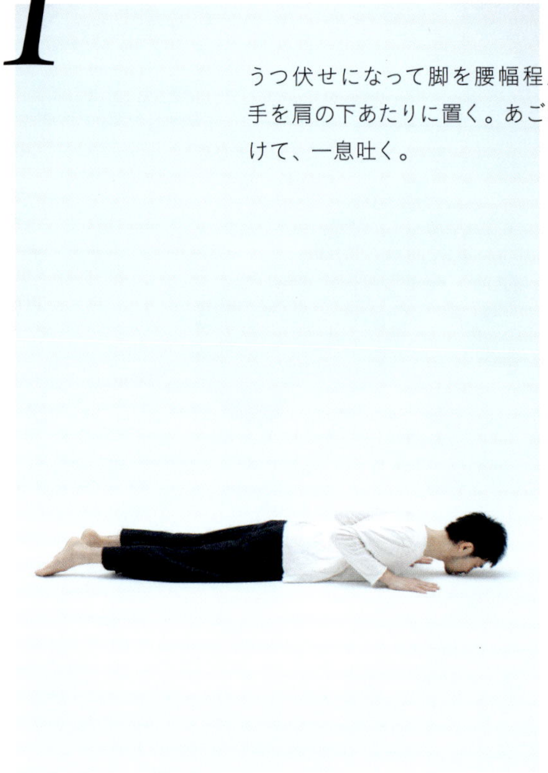

2

息を吸いながら、上体を伸ばすようにして起こす。このとき、恥骨を軽く床に押しつけて、脚をぴんと伸ばす。肘は体に寄せ、肩の力を抜いて首をすらりと伸ばしておく。そのまま30秒間ほど深呼吸する。

息を吐きながら1の姿勢に戻る。

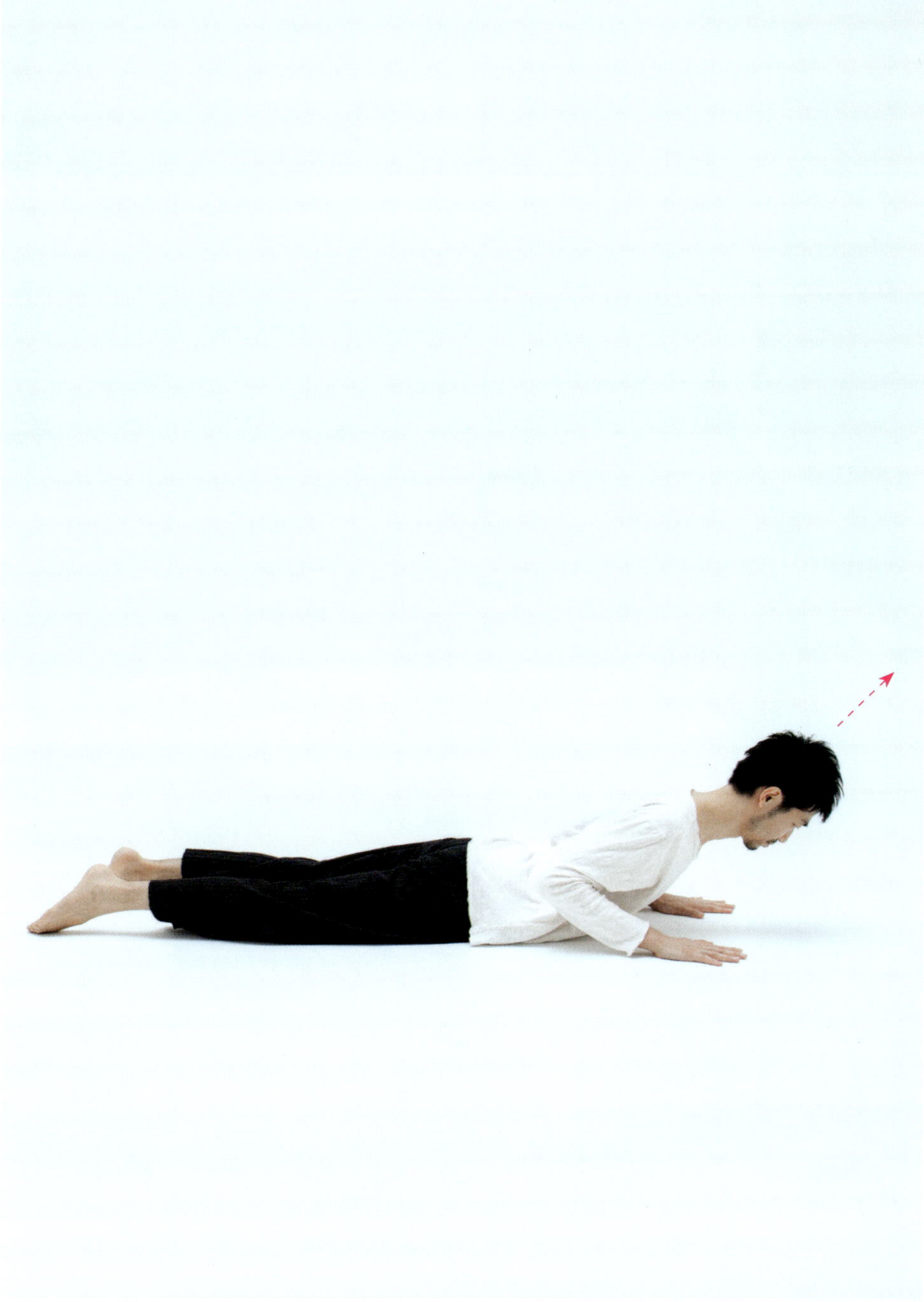

Step-up Pose

できる人は

上体をもう少し起こしてみる。下腹をしっかりとへこませて、手を前方に伸ばしてから、体側に移動させて肘をゆっくり伸ばす。腰が伸びている感じではなく「折れている感じ」がしたら、上体を持ち上げすぎ。肘を床につけるなどして、高さを調整するとよい。

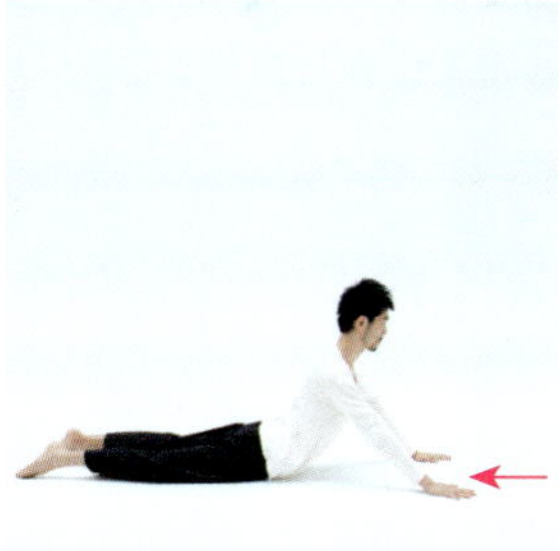

NG

上体を起こそうとして首だけを反らせてしまいがち。首の後ろを縮めると痛めてしまうので、背骨も首も「伸ばす」意識を大切にすること。

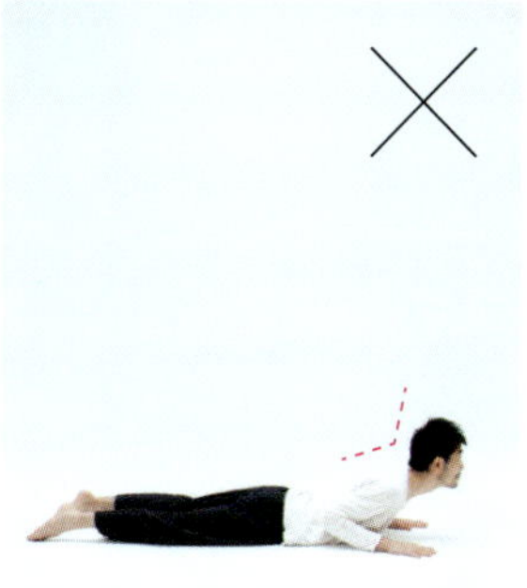

腎機能アップで老廃物の排出を促す

ハトのポーズ

腎臓は、血液中の老廃物をろ過して排出するための大切な器官。
ヨーガでは腰のあたりを穏やかに刺激することで、
腎臓周辺の緊張を取り除いて機能を高める方向へ導きます。
むくみや冷えにも効果あり。

Point

骨盤が斜めになると腰を痛めやすいので、水平に保ち、へそを正面に向けること。

こんな効果も

内臓の不調、冷え性、全身の疲れ、背骨や骨盤の調整、背中・お尻・ももの引き締め、むくみ

1

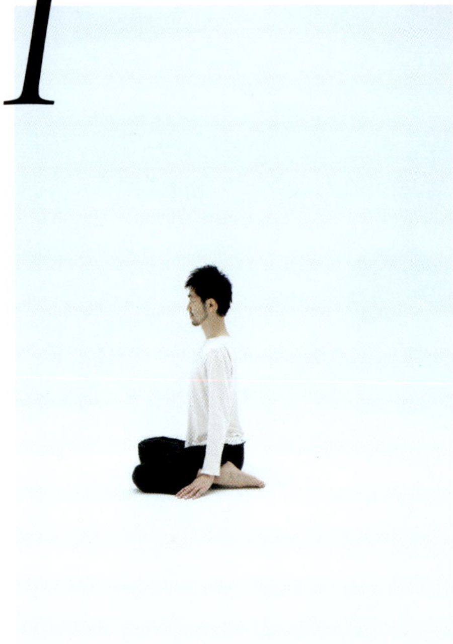

正座から、両足を左に崩して横座りになる。

2

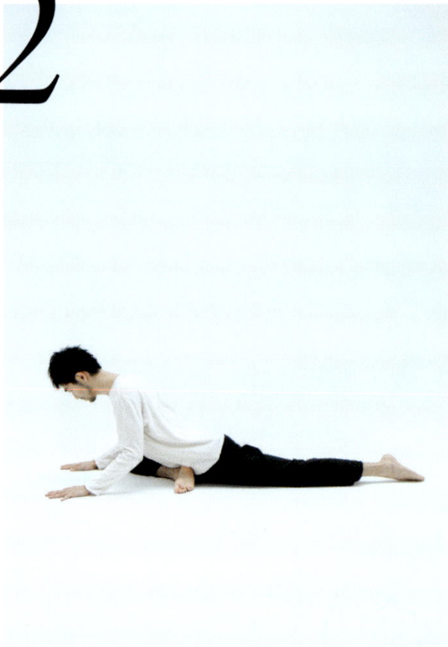

右のお尻に体重を乗せ、上体を前に傾けながら、ゆっくりと左脚をまっすぐ後ろへ伸ばす。左右のお尻が水平になるようにバランスを調整する。

3

深呼吸をしながら、上体を起こす。左脚は後ろへ長く伸ばしたまま、骨盤を斜め上に移動させるようにして、全身を伸ばす。下腹をへこませ、胸を斜め上に突き出すようにしながら、首と肩はリラックスさせておく。腰の左側がほどよく刺激されていることを意識しながら、そのまま30秒間ほど深呼吸する。

息を吐きながら2に戻り、徐々に1に戻る。反対側も同様に行う。

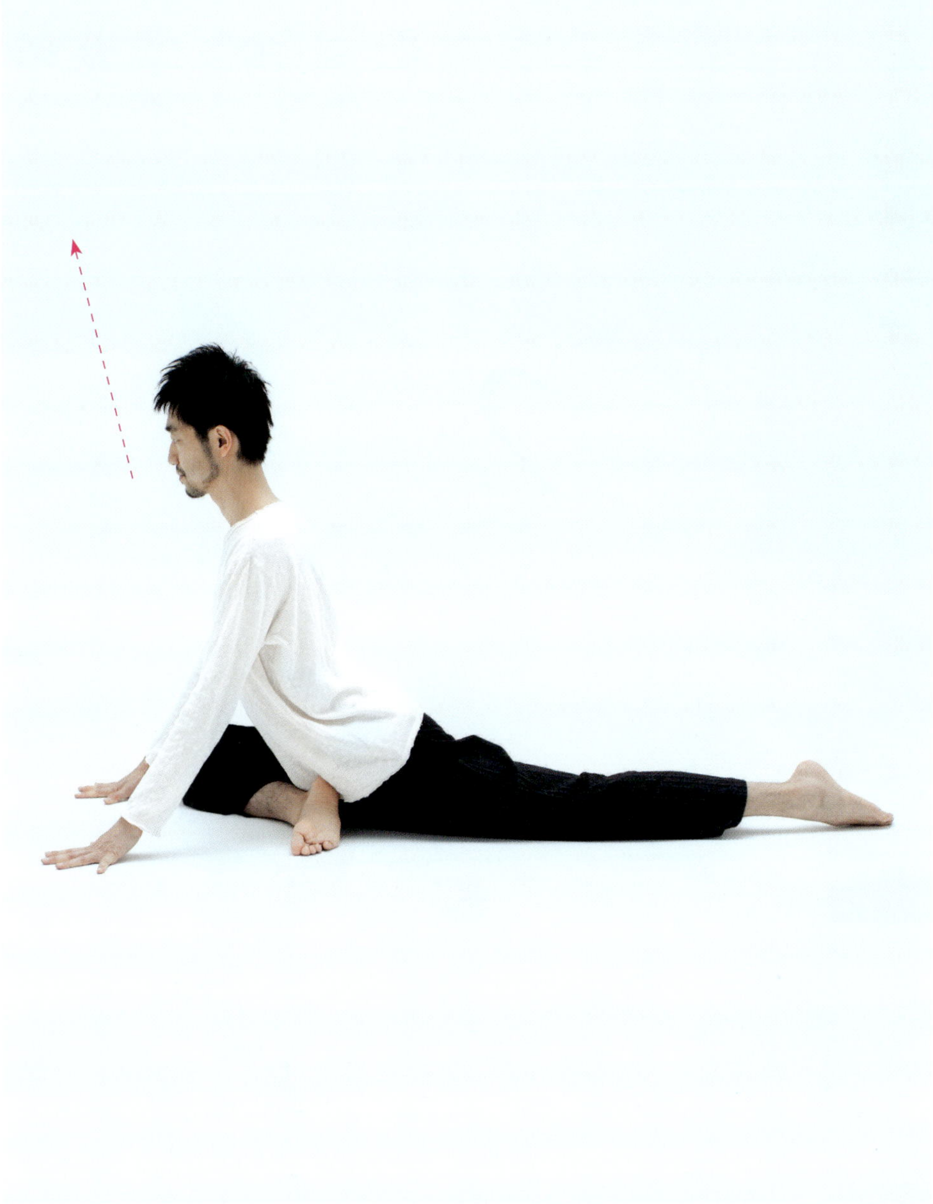

Step-up Pose

できる人は

左膝を曲げ、足先を左手で持って支える。お腹は正面に向けて、骨盤が斜めにならないようにする。

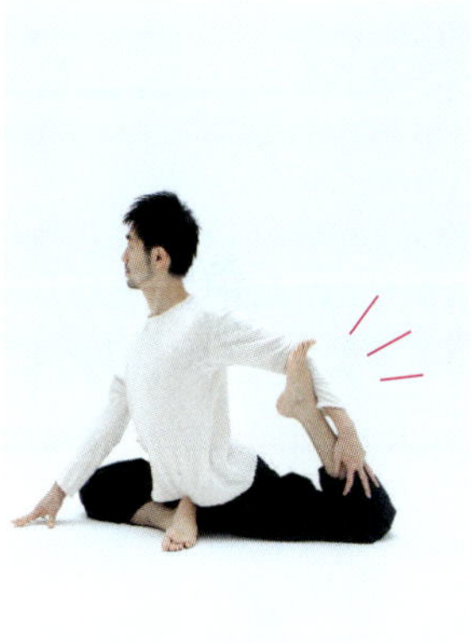

for Beginner

できない人は

お尻が水平にならない場合は、前で曲げた脚の側のお尻の下に、ヨガ用ブロックやクッションなどを敷いて段差を補整する。

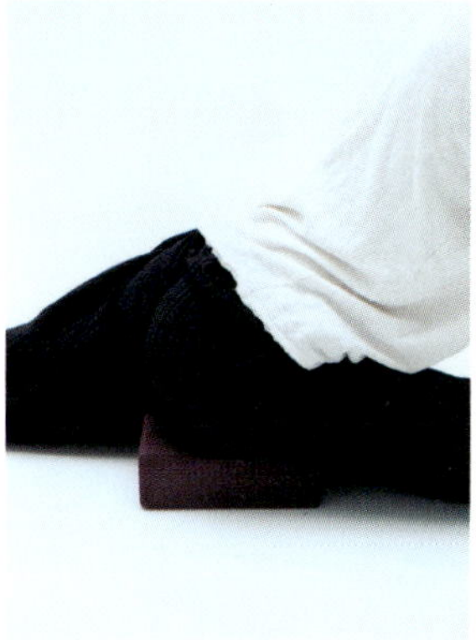

内臓全体の調子を整える

プチ肩立ちのポーズ

東洋では、内臓の疲れは全身の疲れといわれます。
内臓の疲れをすばやく復調させてくれるこのポーズは、
体を逆転させることで適度に内臓を刺激して、
血流がよくなり、デトックス効果も。
壁を使えばより簡単にポーズがとれます。

Point

- **ポーズの最中に首をねじると痛めやすいので、よそ見をしないこと。**
- **反動をつけて行わないようにする。**

こんな効果も

むくみ、美肌、全身の疲れ、脚の引き締め

1

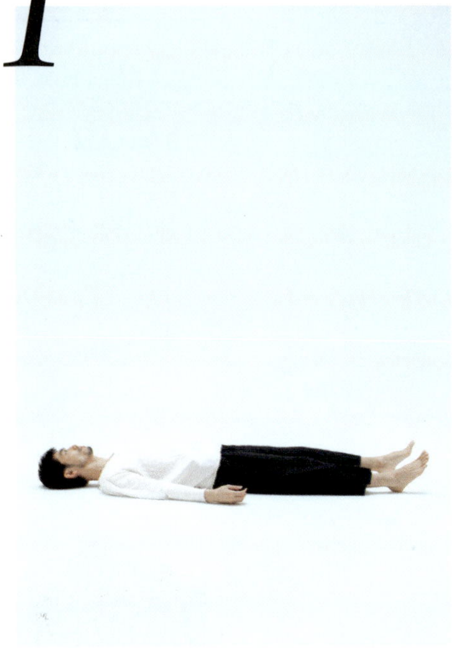

あおむけになる。両脚は楽にして伸ばし、両手は体の横に自然に沿わせる。

2

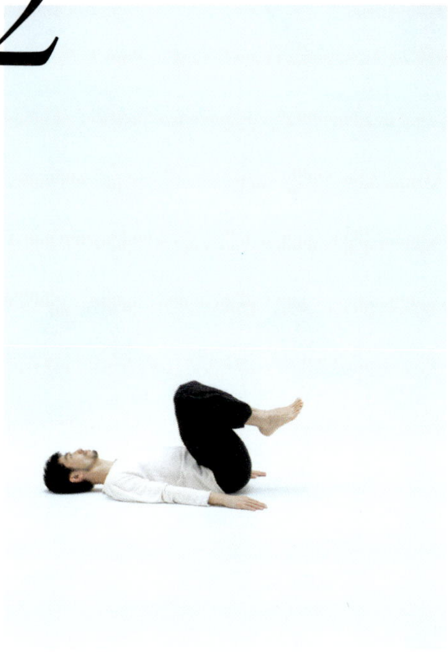

手のひらを床につけ、息を吐きながら、両膝を曲げ、胸のほうに軽く引き寄せる。ここからは絶対によそ見をしない。

3

深呼吸しながら、お尻をゆっくりと持ち上げ、手をお尻または腰に当てて体重を支える。体重は二の腕に乗せて首には乗せない。脇は閉じ、腕を付け根から外側へねじるような感覚で。背骨と脚をそれぞれまっすぐにしてくの字を作る。このまま30秒～1分間ほど深呼吸する。

ゆっくりとお尻を床に戻し、1の姿勢で30秒間ほど深呼吸を行う。

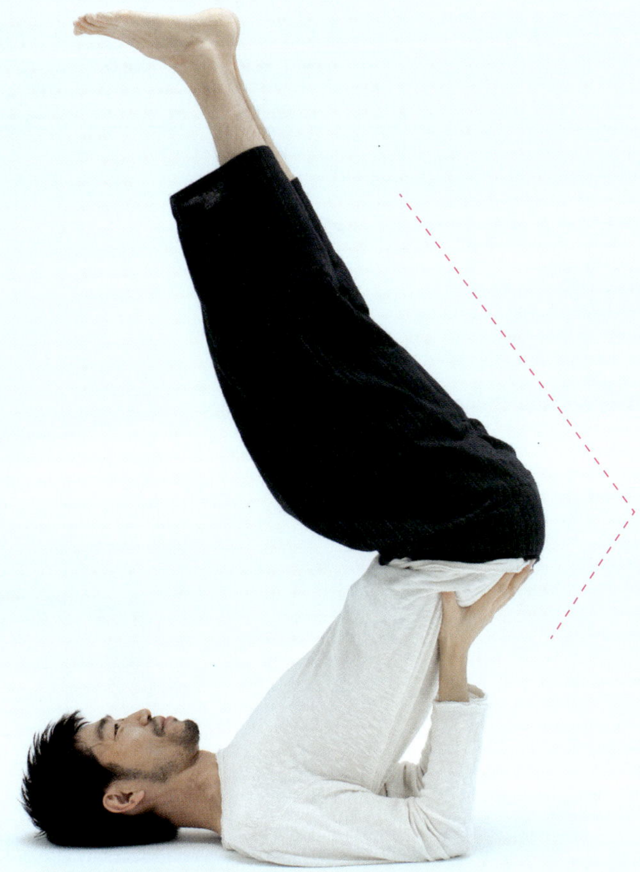

Step-up Pose

できる人は

お尻と脚を少しずつ天井に向けて高く持ち上げる。体を一直線に保とうとする必要はなく、首に負担のない範囲でお尻を持ち上げることが大事。

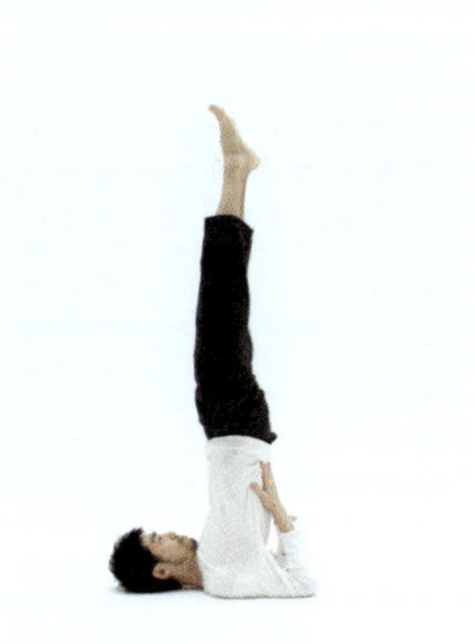

---

for Beginner

簡単なポーズ

自力でお尻が持ち上がらない場合は、壁を利用して写真のように腰を持ち上げる。

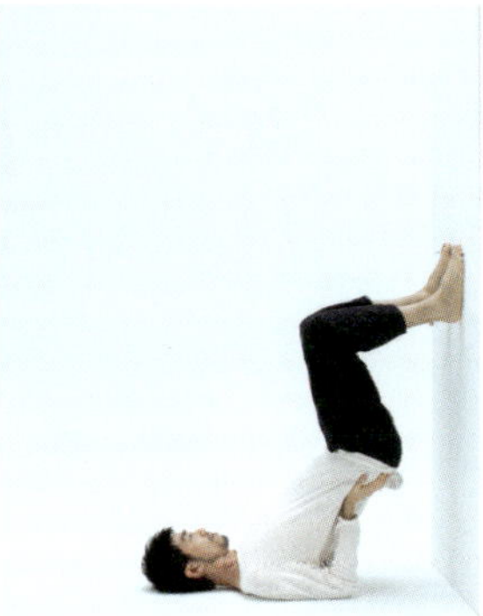

血液を浄化して美肌に

プチ太陽礼拝のポーズ

肌荒れや乾燥などの悩みは、
血流が悪くなって起きているのかもしれません。
体を大きく動かすプチ太陽礼拝のポーズは、血流を促して、
肌だけでなく全身にみずみずしい酸素と栄養分を行き渡らせます。
すべすべの美肌を目指しましょう。

Point

どの場面でも、下腹を引き締めて腰を伸ばすことを忘れずに。

こんな効果も

冷え性、全身の疲れ、全身の引き締め、
自律神経を整える、気分すっきり

1

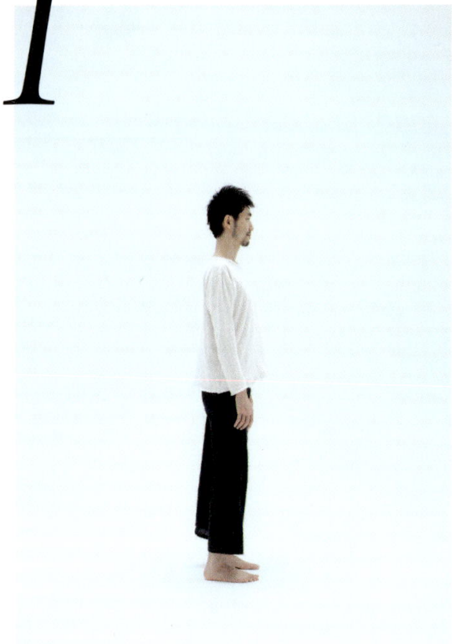

両脚を腰幅に開いて立つ。下腹を軽くへこませ、腰、お尻をリラックスさせたまま、身長をできるだけ高く保つようにして立つ。首と肩の力は抜いておく。

2

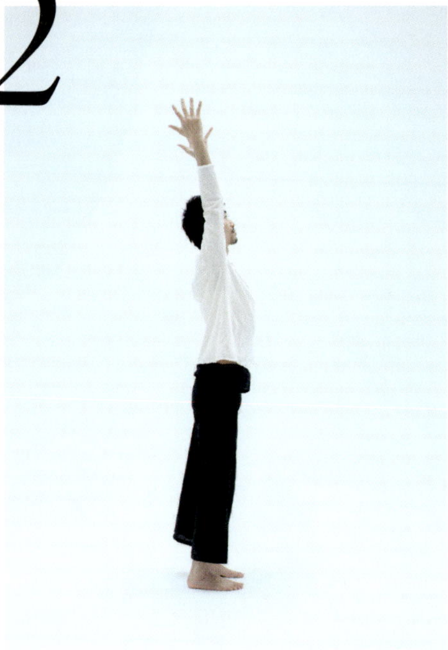

息を吸いながら、両腕を左右から上げ、手のひらは内側に向ける。首の後ろを縮めないように注意しながら軽く上を見上げ、息を吸いきる。

3

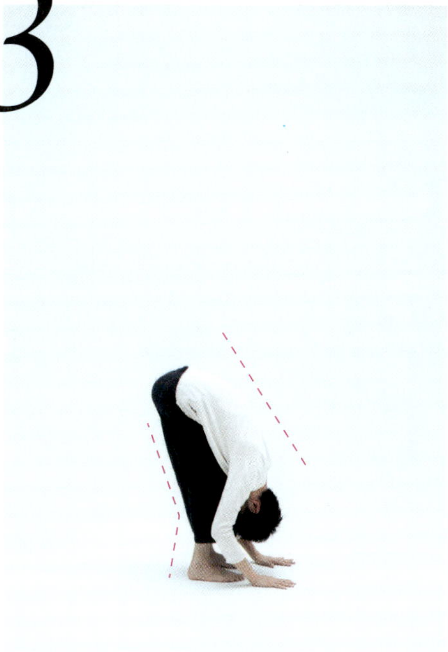

息を吐きながら軽く膝を曲げ、上体を前に倒す。下腹をへこませ、腰を伸ばしたままお腹と太ももをできるだけ近づけて両手を床につける。首の力は抜いておく。

4

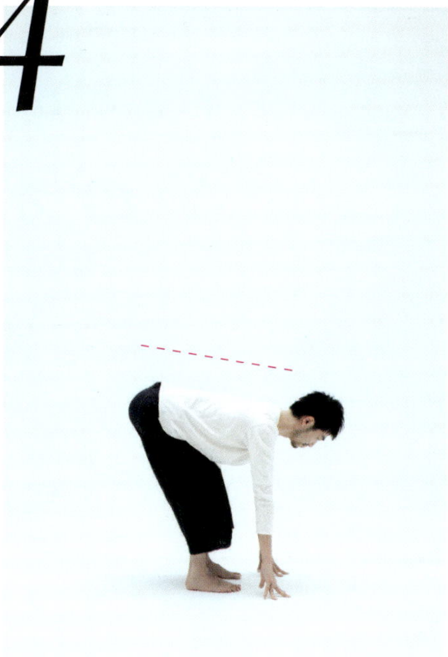

息を吸いながら、膝を曲げたまま手先を床に残して、上体を持ち上げる。腰はできるだけ伸ばし、胸を気持ちよく開いて息を吸いきる。

5

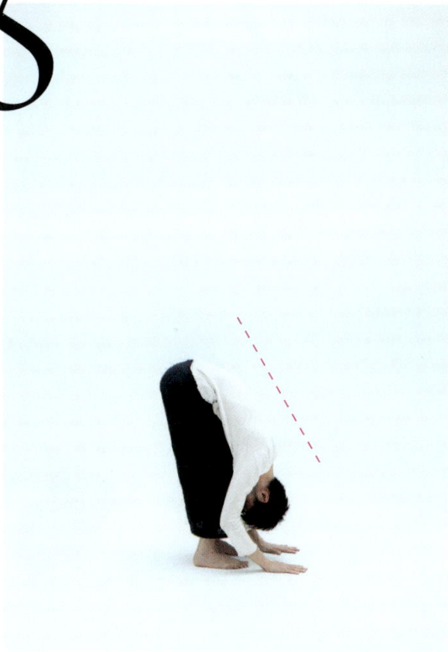

息を吐きながら、再び上体を前に倒し、3の状態になる。

6

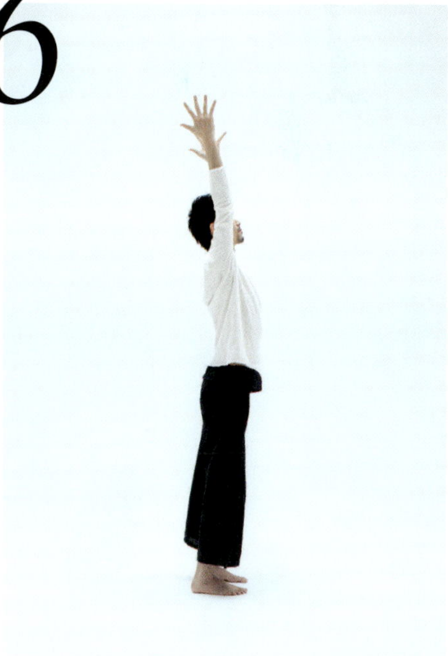

息を吸いながら、上体をゆっくりと起こして2の姿勢に戻る。
息を吐きながら1に戻り、気持ちのいい深呼吸のリズムで1〜6を5〜10回ほど繰り返す。

下半身のむくみを解消

Vのポーズ

夕方になると気になる下半身のむくみ。
重力に逆らってむくんだ部位を逆転させるポーズで、
ぐっと楽になります。そのまま足首を動かせば、
筋肉のポンプ効果でさらにむくみ解消。

Point

頭を持ち上げるとき、首と肩に力が入らないように気をつける。

こんな効果も

便秘、全身の疲れ、下腹・ヒップの引き締め

1

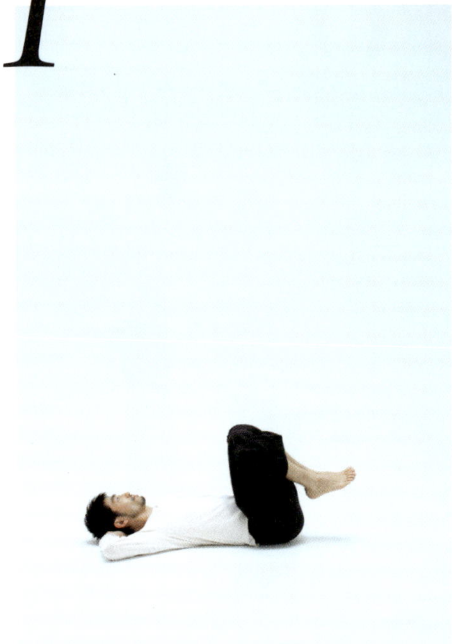

手を頭の後ろで組んであおむけになり、両膝を胸に近づける。

2

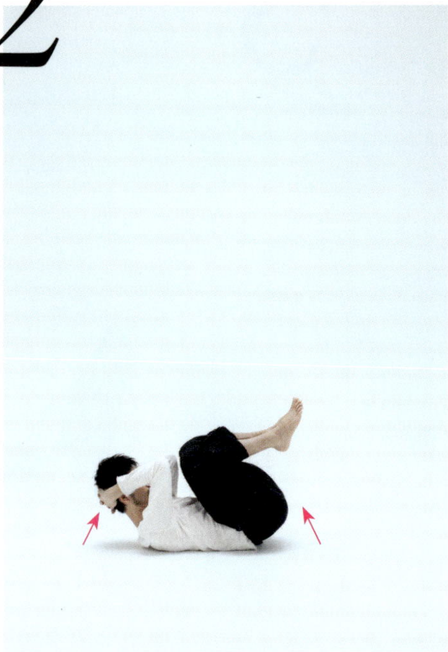

息を吐きながら、頭とお尻を床から持ち上げる。頭は手の力で持ち上げ、首の力は抜く。

3

深呼吸しながら、お腹に力を入れて、両脚を天井に向けてゆっくり伸ばす。首と肩をリラックスさせ、そのまま30秒間ほど深呼吸する。

息を吐きながら1の姿勢に戻る。

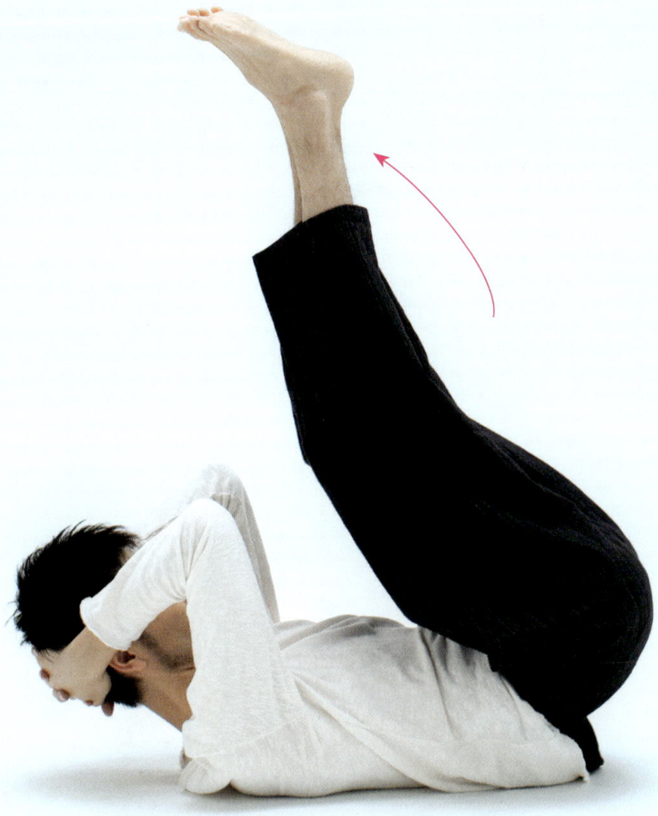

Step-up Pose

できる人は

頭とお尻を上げたまま、深呼吸しながら足首を曲げ伸ばしする。むくみ解消のほか血流もよくなる。

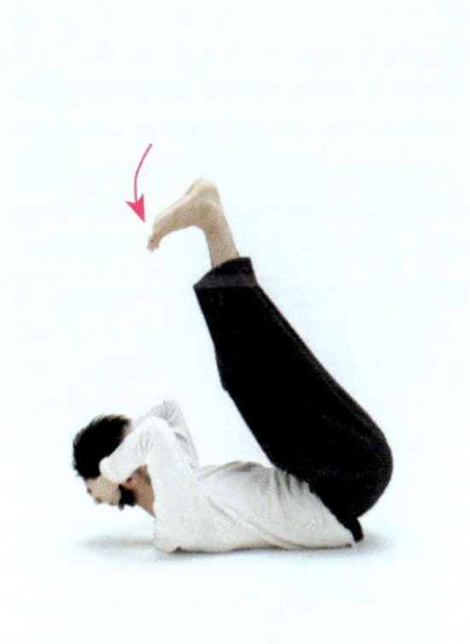

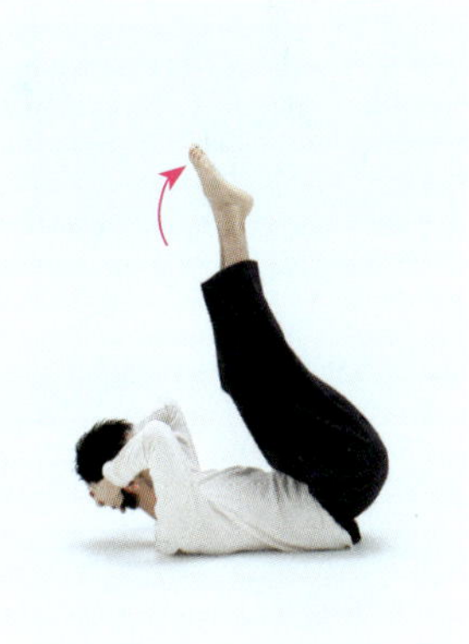

上半身のむくみを解消

下を向いた犬のポーズ

朝に気になる顔のむくみは、
寝ている間に重力の影響を受けているため。
このポーズは、あえて頭を逆にして、一時的にむくみ過剰な状態を作り、
ポーズの後に反動で効果的にむくみ解消を図ります。
上半身を引き締める効果も。

Point

楽しいことをイメージして顔の筋肉を緊張させると、むくみ解消を助ける。

こんな効果も

バストアップ、ヒップアップ、
二の腕・ももの引き締め、やる気アップ

1

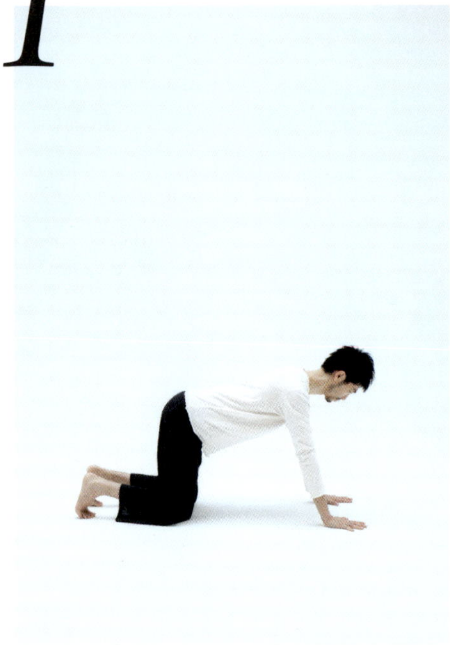

四つんばいになる。膝は腰幅に開き、床に垂直になるようにつく。手は肩幅よりも少し広めにし、垂直の位置から手のひら1つ分前につく。手先は少しだけ外側に向ける。

2

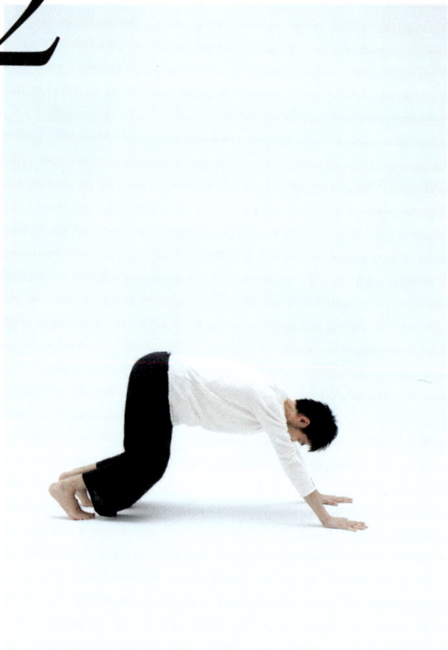

深呼吸をしながら、下腹をへこませ、腰を伸ばしたままお尻を持ち上げる。

3

両腕を万歳の状態にして、かかとは床から少し上がる程度にして、膝を軽く曲げる。腰から背中を伸ばし、首と肩をリラックスさせ、そのまま30秒間ほど深呼吸する。

息を吐きながら1の姿勢に戻る。

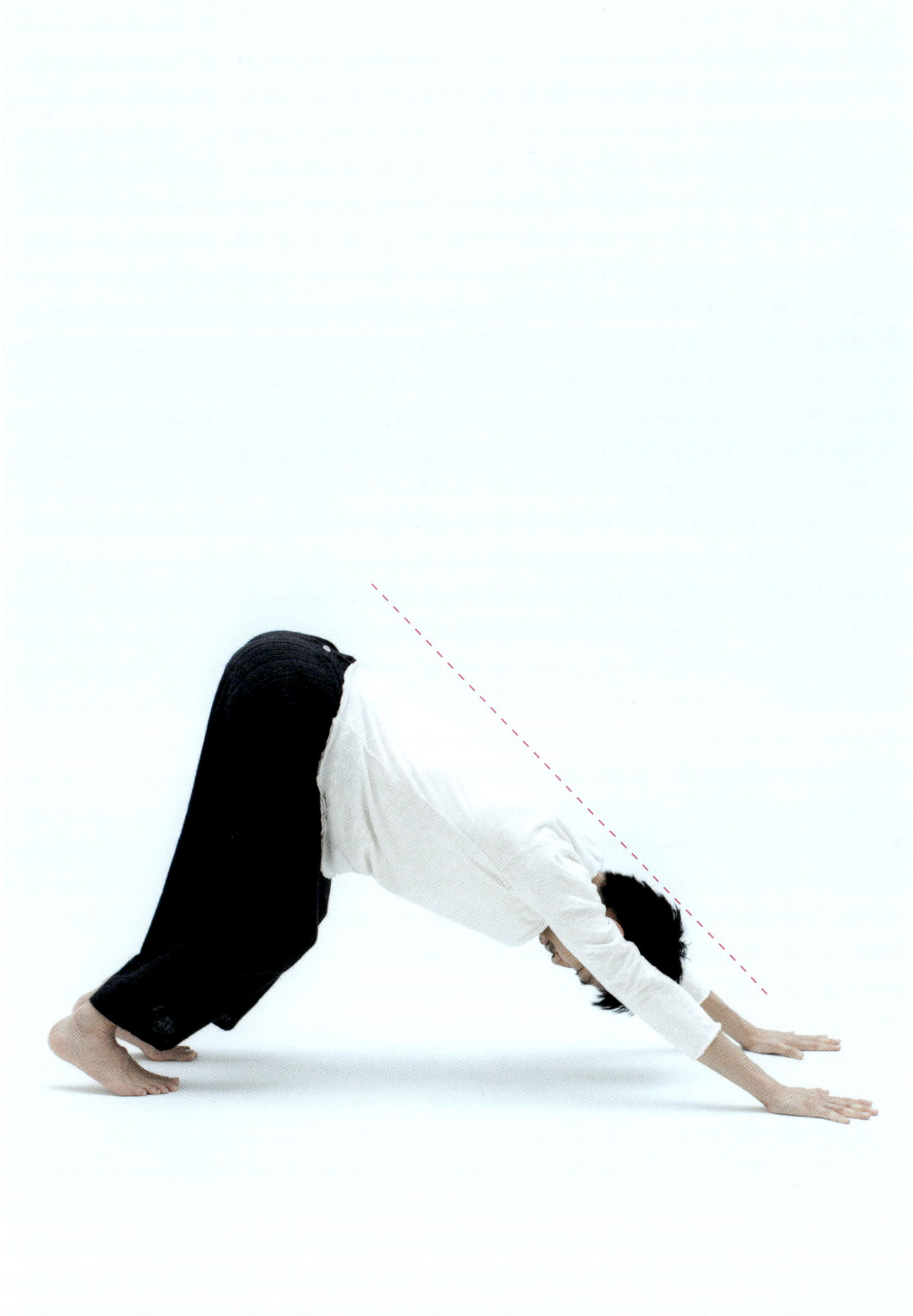

Step-up Pose

できる人は

膝を伸ばし、かかとを十分に床へ押しつける。ただし腰の伸びを優先する。

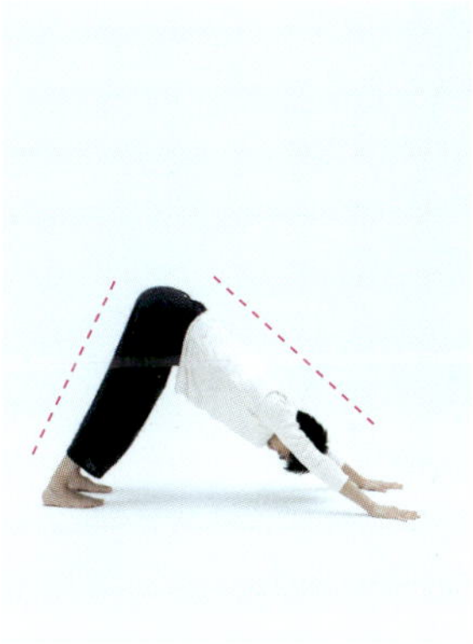

NG

腰が丸くなると腰や肩を痛める可能性が。また、むくみ解消効果も落ちる。膝を曲げてよいのでできるだけ腰をまっすぐに保つこと。

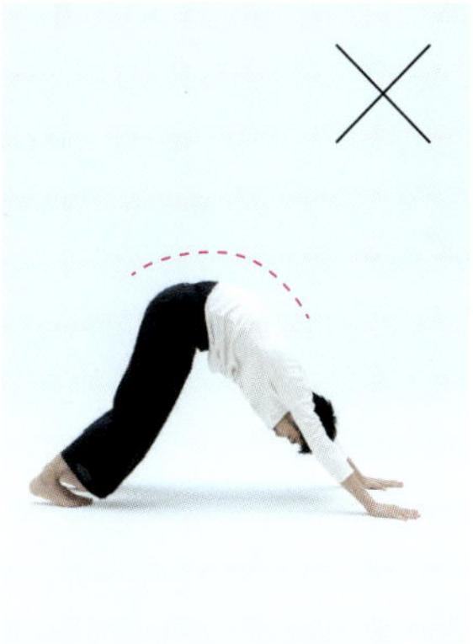

Akira Watamoto「きれい」を語る

2

内面からあふれ出す「きれい」って？

長年ヨーガを教え、「きれい」に関わる仕事をしていて思うのは、男性が女性を見て「きれい」と思う基準と、女性が目指す「きれい」の間には、どうやらギャップがあるようだ、ということです。女性たちは標準よりもスリムなボディーに憧れる面があるようですが、ストイックなまでにシェイプアップするよりも、ほどよく、自然な美しさを求め、外側と同じくらい内側にも目を向けてほしい、そんな気がします。

スタイルや目鼻立ちは普通でも、きれいだと感じる女性はたくさんいます。そうではない女性とどこが違うかといえば、その人が放つ空気、雰囲気、オーラなどの、内面からあふれ出すものが魅力的だという点。「恋をするときれいになる」というのはそれと同じことで、内面の魅力が外に出て人の目を引きつけ、きれいに見えるのだろうと思います。

内面ということで言うと、東洋の考え方では、人間の内面性と「五《ご》臓《ぞう》六《ろっ》腑《ぷ》」と呼ばれる内臓の間に、とても深い関係があるとされています。内臓の調子のよしあしが、健康だけではなく、その人の内面、感情、雰囲気に大きく影響するのだそうです。つまり内臓の調子を整えること、内臓にたまった毒素を外に出すこと（＝デトックス）は、内から放つ美しさにも影響するといえます。

ヨーガは、内臓の調子を整える働きも、不要なものの排出を促す働きも抜群。内側からきれいになりましょう。

Part 3

ボディーを引き締める

ヨーガのポーズには筋トレ的な要素もあります。
深い部分の筋肉をゆっくりと動かすヨーガで、全身をシェイプアップ。
気になるところをきゅっと引き締めて、
女性らしく、しなやかできれいな体を作りましょう。

脚を引き締める

英雄のポーズ

ももやふくらはぎにある複数の筋肉を使う英雄のポーズは、
脚全体を前後左右からバランスよく引き締めてくれます。
骨の芯を伸ばすように意識しながら行えば、
女性らしいすらりとした美脚に仕上がります。

Point

腰は反らさずに伸ばし、
下半身を安定させて上半身の力を抜く。

こんな効果も

ヒップ・お腹・ウエストの引き締め、便秘、全身の疲れ、ストレス解消

1

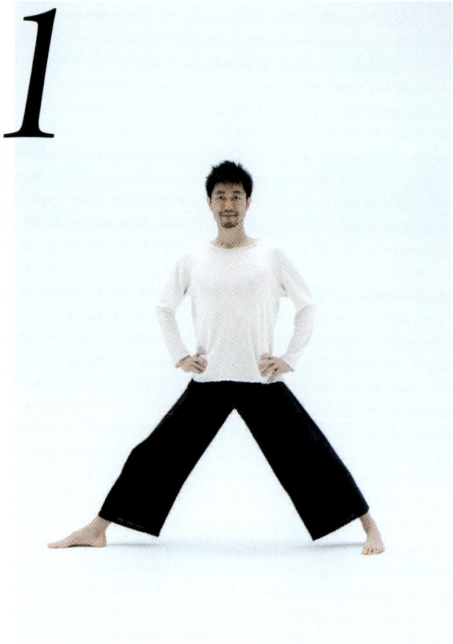

脚を大きく開いて立ち、脚と地面とで三角形を作る。右つま先を右へ、左つま先は正面から少しだけ内側に向け、両手で腰骨を持つ。

2

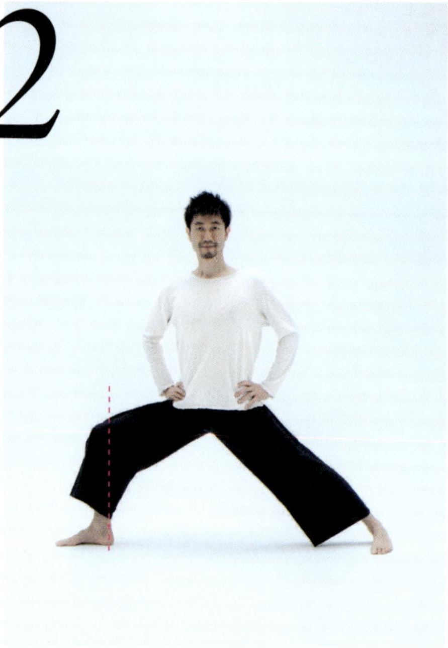

息を吐きながら、右膝を曲げてまっすぐに腰を落とす。くるぶしの真上に右膝がきたらストップ。左脚は膝が痛まない程度にしっかりと伸ばしておくが、腰などがつらければ左足を楽な位置に移動させてよい。

3

息を吸いながら両腕を左右水平に広げ、視線を顔ごと右手の先に向ける。肩の力を抜いてリラックスし、そのまま30秒間ほど深呼吸する。

息を吐きながら2に戻り、息を吸いながら1に戻る。反対側も同様に行う。

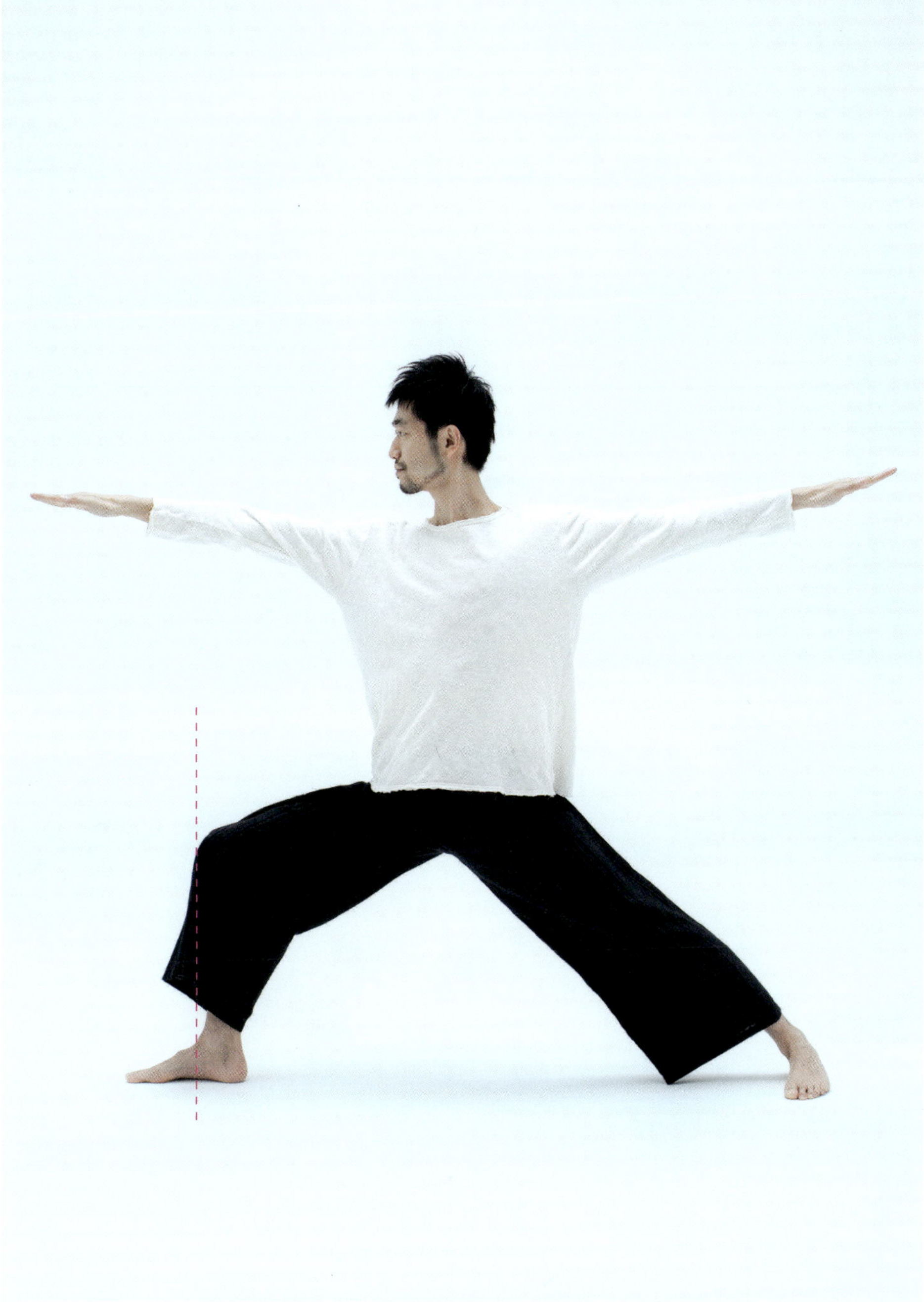

NG

右膝が、右くるぶしより内側に倒れていると、膝に負担がかかり痛めることが。右膝は、前から見ても、横から見ても、右くるぶしの真上をキープする。

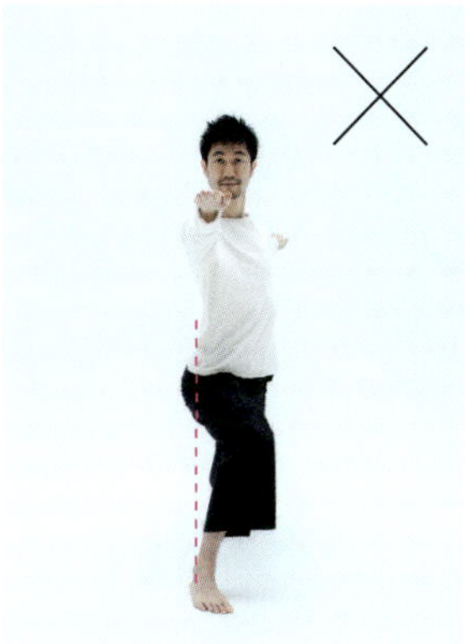

お腹を引き締める

Vねじりのポーズ

Vねじりのポーズは、平らなお腹とくびれを作るポーズです。
お腹を「縦に力を入れる」「横にねじる」
「奥にへこませる」という動きで、
腹部にあるすべての筋肉に働きかけます。

Point

痛くない程度にお尻を持ち上げようとすることが、お腹、特に下腹を引き締めるための最大のポイント。また、力むと腰、首を痛めやすいので無理せずに。

こんな効果も

便秘、胃腸の調子を整える、むくみ

1

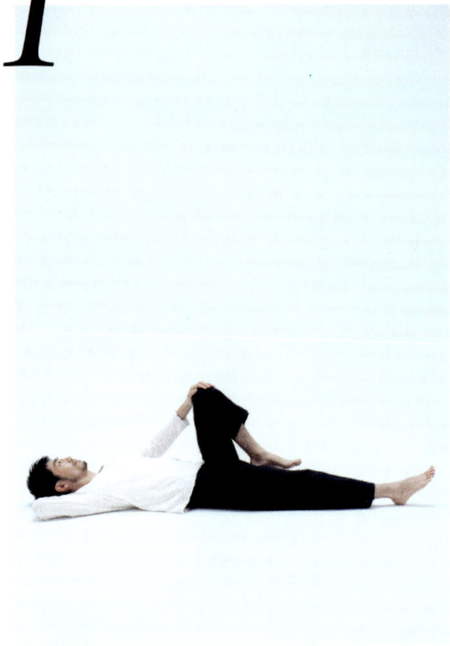

あおむけになり、左膝を立てる。右手を後頭部の下に置き、左手で左膝を持って軽く引き寄せる。

2

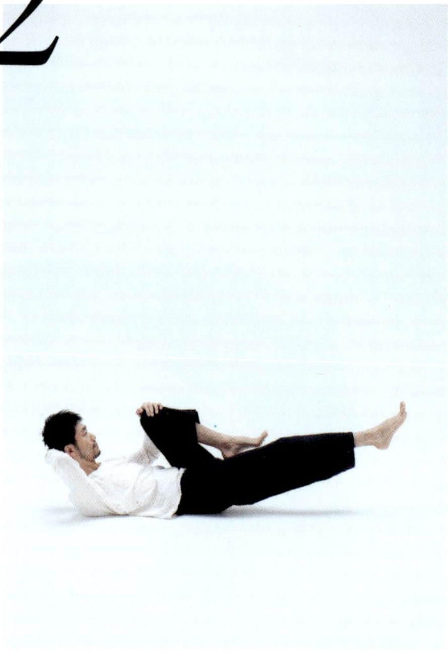

息を吐きながら、頭、お尻、右脚をゆっくりと持ち上げ、左膝を胸にさらに引き寄せる。

3

一度息を吸って、吐きながら上体を左へねじり、お腹をへこませる。手の力で頭を支え、首はリラックス。なるべくお尻を持ち上げ、右脚をしっかりと伸ばし、下半身は少しだけ右へねじる。そのまま30秒間ほど深呼吸する。

息を吸いながら2に戻り、息を吐きながら1に戻る。反対側も同様に行う。

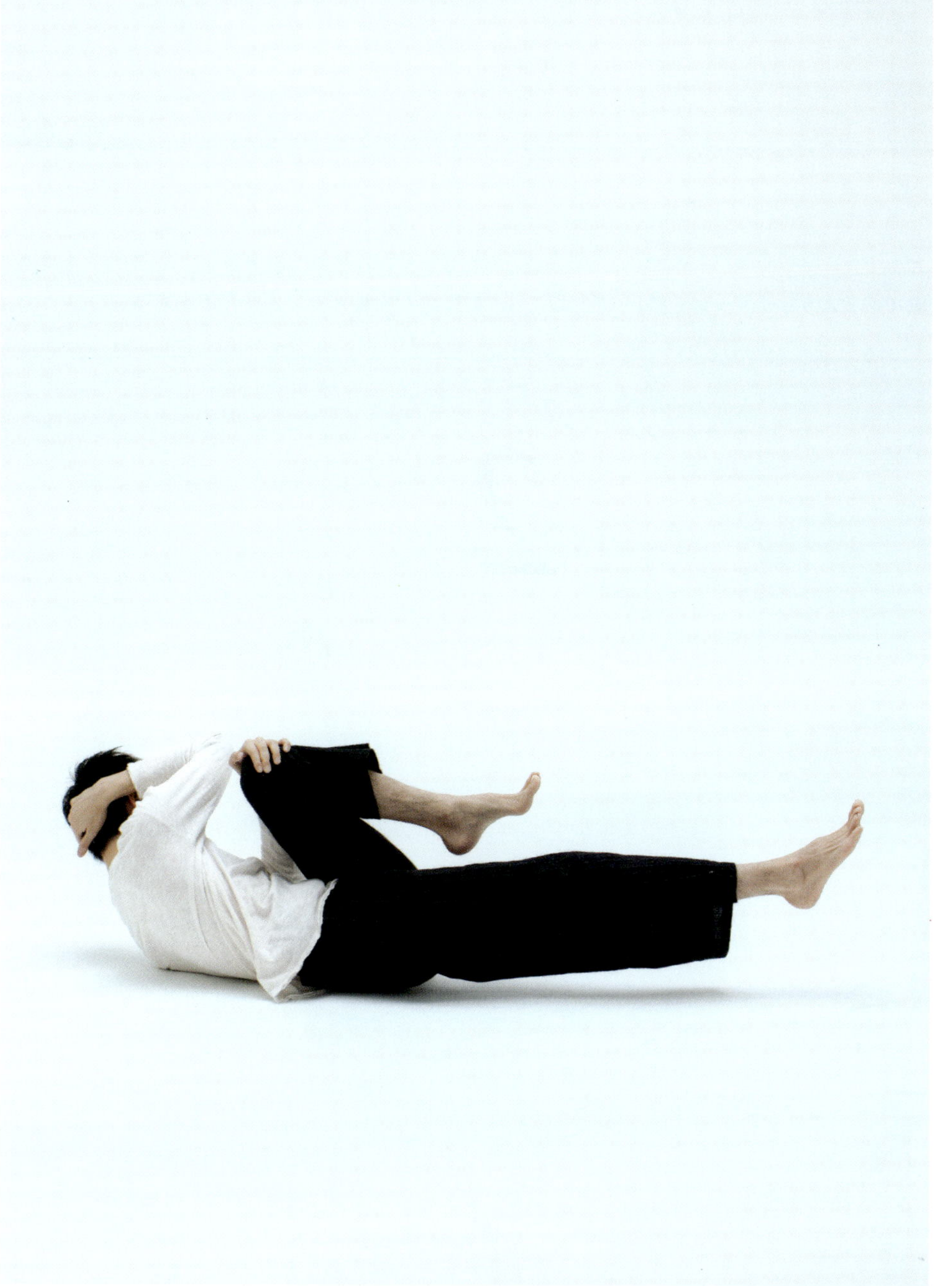

NG

お尻が床についていると、引き締め効果がダウンしてしまう。

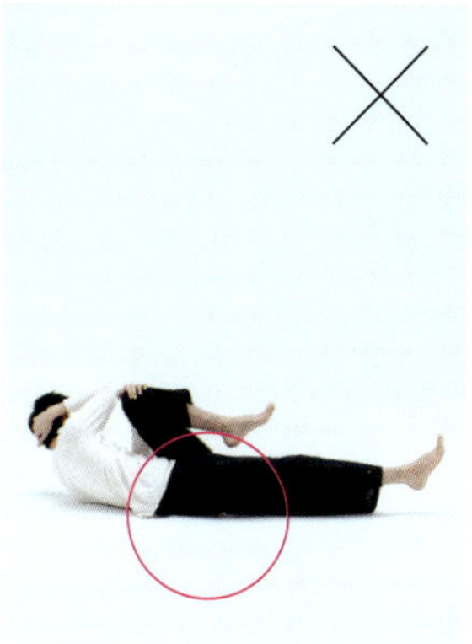

ヒップを引き締める

立ち木のポーズ

立ち木のポーズは、膝を曲げた側のお尻を横から引き締め、
伸ばしている側のお尻を縦から引き締めます。
さらに、バランスをとろうとする動きが深層筋を刺激し、
総合的にヒップアップを図ります。

Point

バランスをとろうとしてつい力みがち。
力まずに、足から頭までが一本の線であるようなイメージを描いて行う。

こんな効果も

もも・ふくらはぎの引き締め、冷え性、むくみ、自律神経を整える、集中力アップ

1

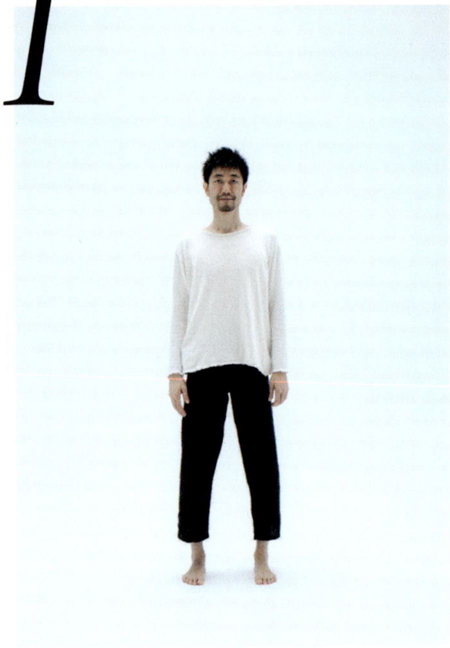

両脚を腰幅に開いて立ち、下腹を軽くへこませる。背筋を伸ばして、なるべく身長を高くするようなイメージ。

2

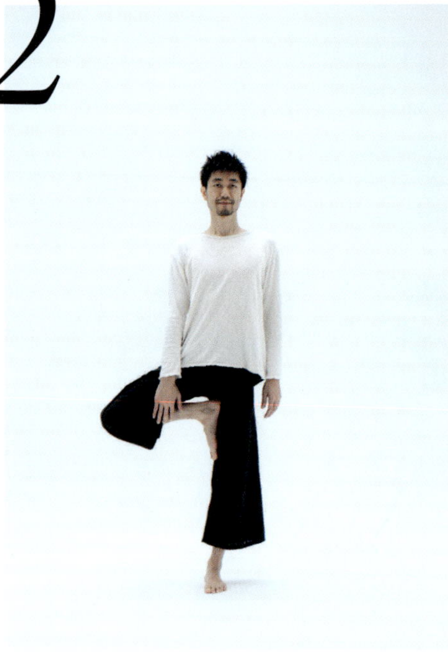

深呼吸しながら、左足にゆっくりと体重を移動させて右足を上げ、右足の裏を左もも内側へ押しつける。このとき、左ももに力を入れ、筋肉で右足の裏を押し返すようにする。

3

息を吸いながら、両腕を左右から上げて手のひらを内側に向ける。肩の力を抜き、身長を高くする意識を保ちながら、左足でしっかりと床を踏み締め、右膝を外側へ開く。そのまま30秒間ほど深呼吸する。

息を吐きながら1の姿勢に戻る。反対側も同様に行う。

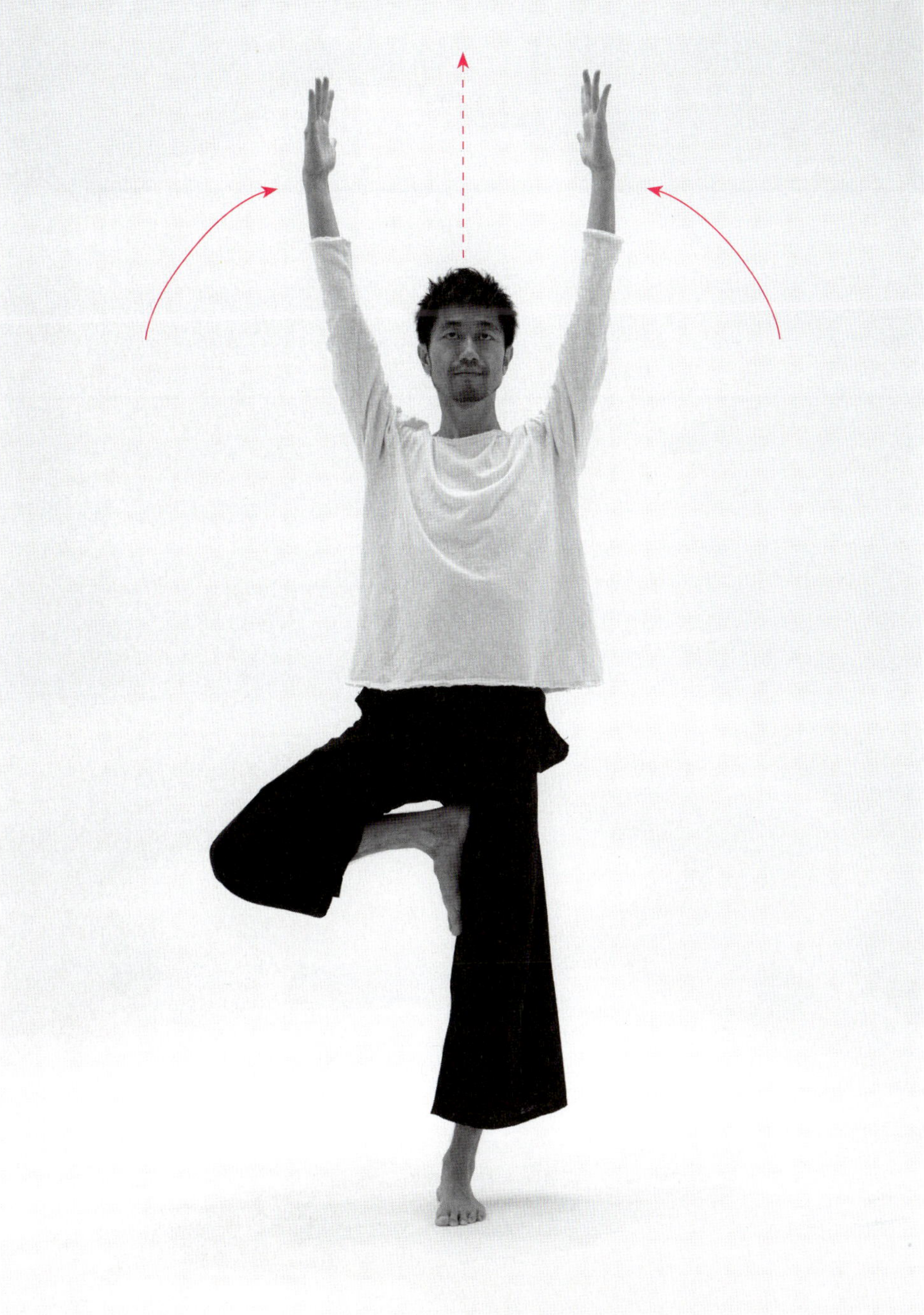

for Beginner

簡単なポーズ

バランスがとれなければ、右足先を床につけたままでOK。その場合、膝を外側に向けておく。

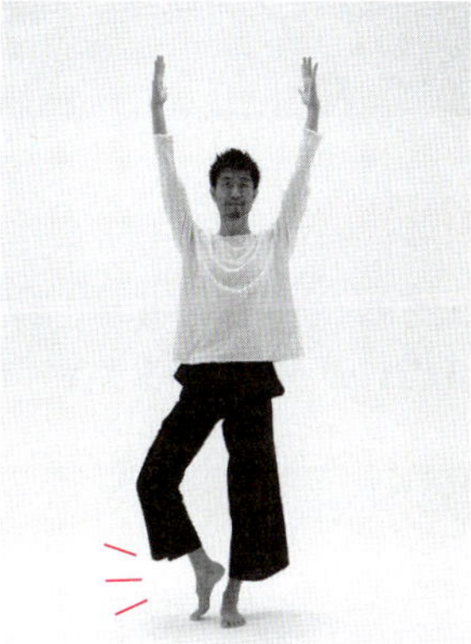

背中を引き締める

バッタのポーズ

知らないうちについてしまう背中のお肉は、
ふだんの生活ではあまり使わない部位だけに落とすのはひと苦労。
バッタのポーズは、広い範囲の筋肉をくまなく穏やかに緊張させて、
無理なく背中を引き締めます。毎日の継続が大事です。

Point

脚を高く持ち上げるのではなく、
体全体が長く伸びるようなイメージで。

こんな効果も

ヒップ・ももの引き締め、美肌、自律神経を整える

1

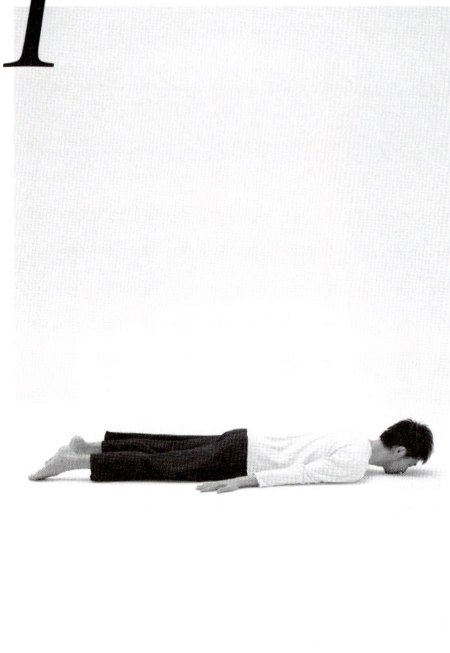

うつ伏せになって脚を腰幅程度に開き、両手は手のひらを下にして体の横に沿わせておく。あごか額を床につける。

2

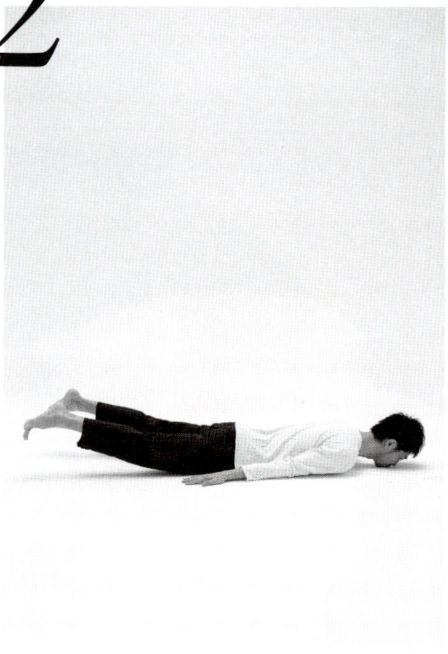

息を吐きながら、両脚を少しだけ床から持ち上げる。このとき、足の指をできるだけ開き、膝を伸ばして、床から数センチ持ち上げる。

3

息を吸いながら、上体をゆっくりと持ち上げ、顔が床から10cmくらいのところで止める。腕を床と水平になる程度に上げ、首と肩は力を抜いて首を長く伸ばしておく。そのまま30秒間ほど深呼吸する。

息を吐きながら1の姿勢に戻る。

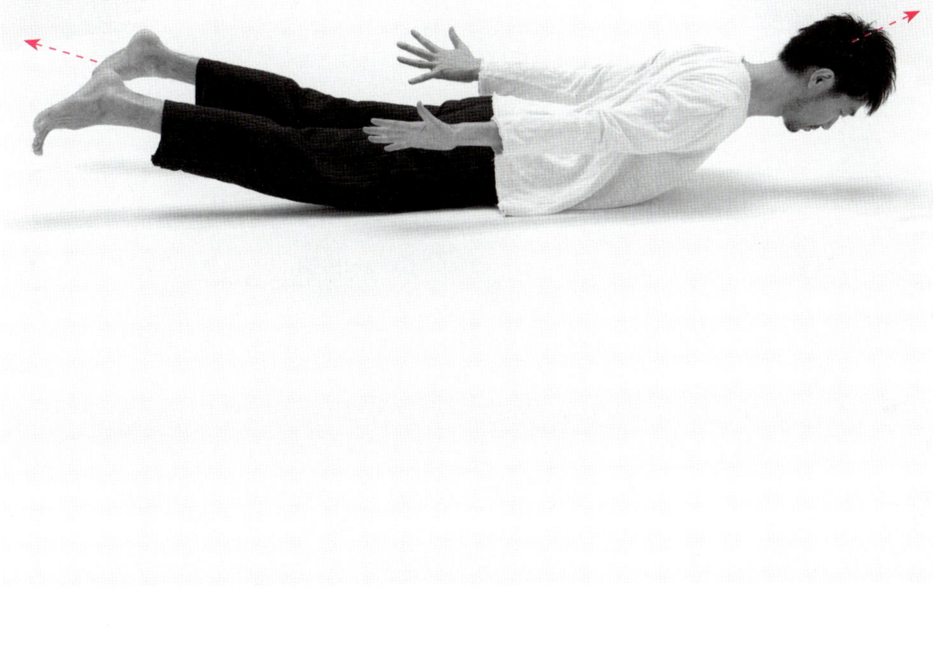

二の腕を引き締める

賢者のポーズ

賢者のポーズは、脚で体重をコントロールして
自分に合った負荷で二の腕を引き締められる、優れたポーズです。
肘や肩を痛めやすいポーズでもあるので、
ポイントを守って行いましょう。

Point

床につけた側の肩甲骨を意識しながら、そちら側の肩全体に力を入れて、肘の関節がロックしないように注意する。

こんな効果も

ウエストの引き締め、冷え性、首・肩のこり、集中力アップ

1

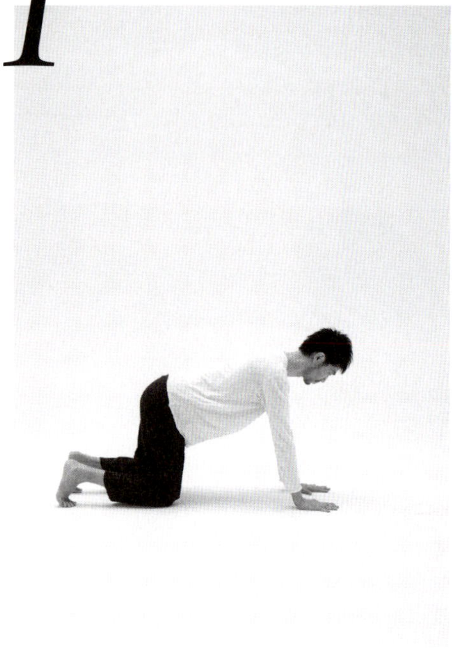

四つんばいになり、つま先を立てる。手と膝は床に垂直につく。

2

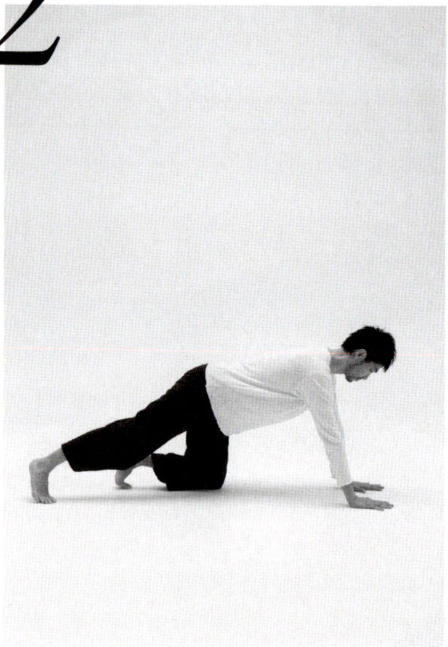

息を吐きながら、右脚をゆっくりと後ろへ引く。

3

息を吸いながら上体を右に向けて開き、右手を天井に向けて伸ばす。右足のかかとを床につけ、左足先を少し背中側に移動させながら、最も伸びやすい場所に手と足を置く。同時に下腹をへこませ、無理のない範囲で体全体を長く伸ばし、広げていく。そのまま30秒間ほど深呼吸する。

息を吐きながら2の姿勢に戻る。反対側も同様に行う。

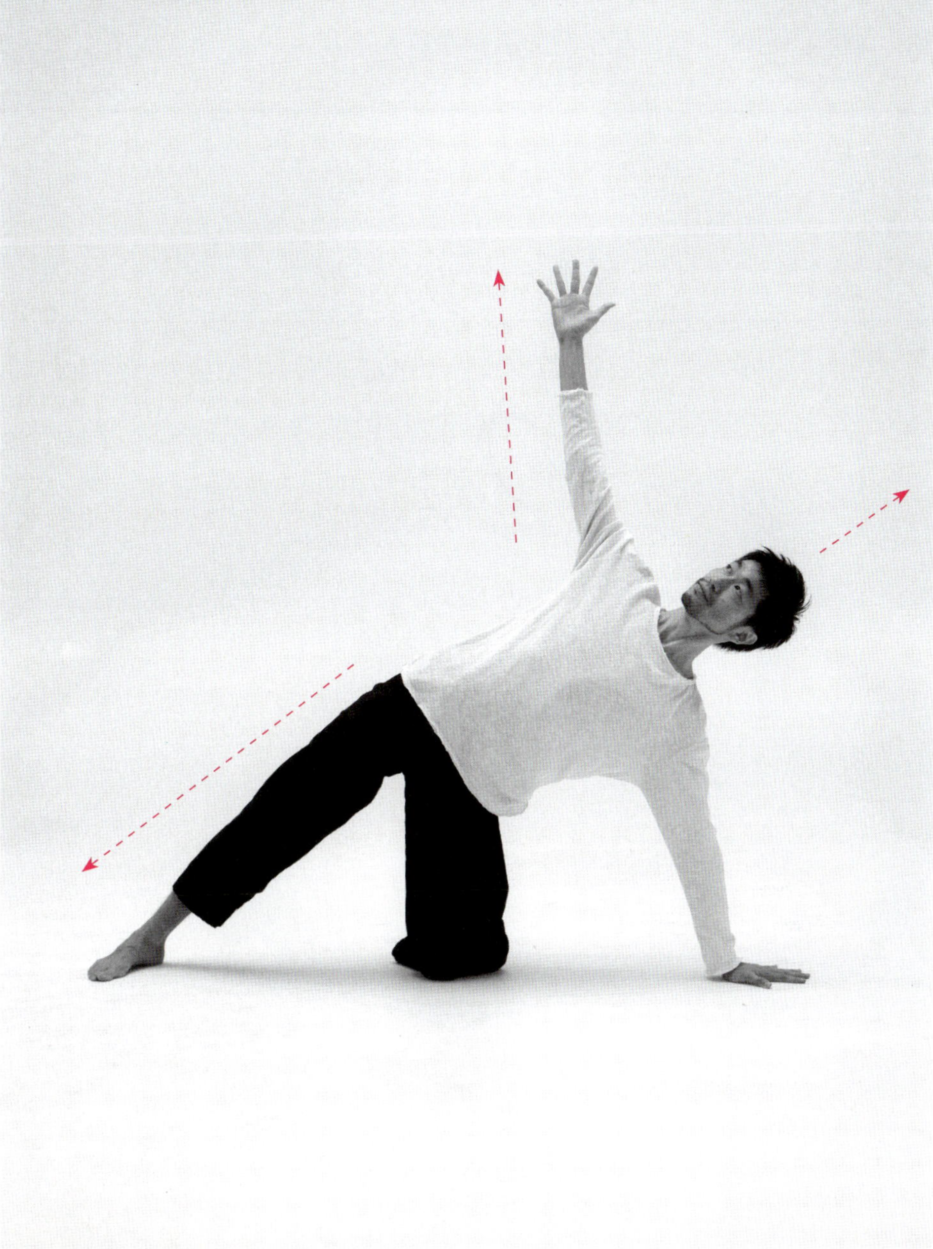

Step-up Pose

できる人は

左脚も右脚にそろえて伸ばし、全身を突っ張る。大きな負荷が左腕にかかるので、肘と肩を痛めないようポイントを守ること。

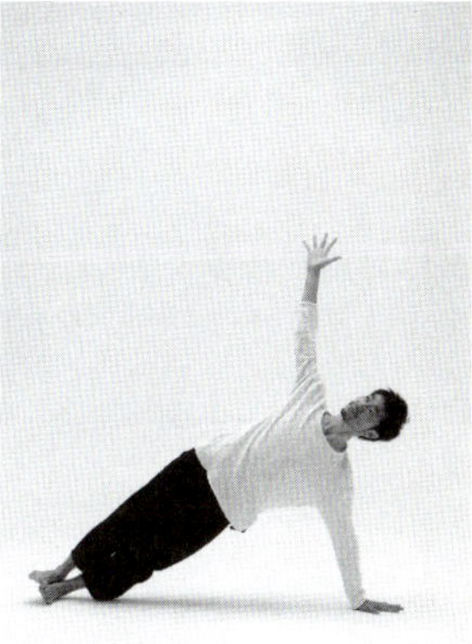

NG

背中が丸くなって前へ倒れてしまうと、首や、床についている側の肩を痛めやすい。常にお腹の中心から伸び、広がる意識でポーズを行う。

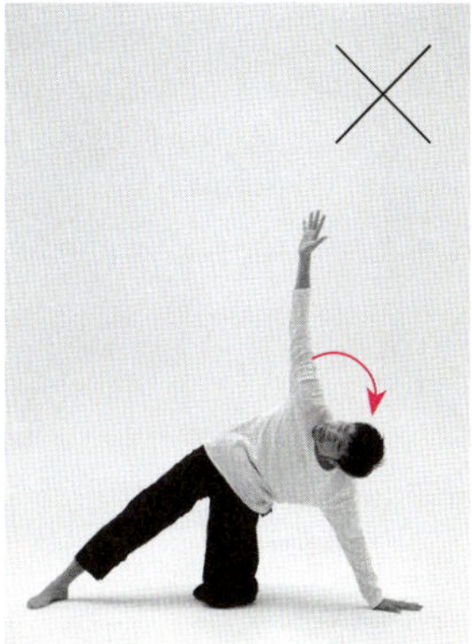

首・デコルテラインを引き締める

頭を持ち上げるポーズ

首やデコルテのラインがすっきりしていると、
それだけで若々しく見えるもの。
このポーズで、首の前や首筋の筋肉を穏やかに緊張させて
代謝をアップ、脂肪を燃焼させましょう。
僅かな動きですが、毎日繰り返し行うことで効果が出ます。

Point

首に負担があるようなら、後頭部を穏やかに床へ押しつけながら3回ほど深呼吸して、その後力を抜くようにする。

こんな効果も

首・肩の疲れやこり、頭痛の予防

1

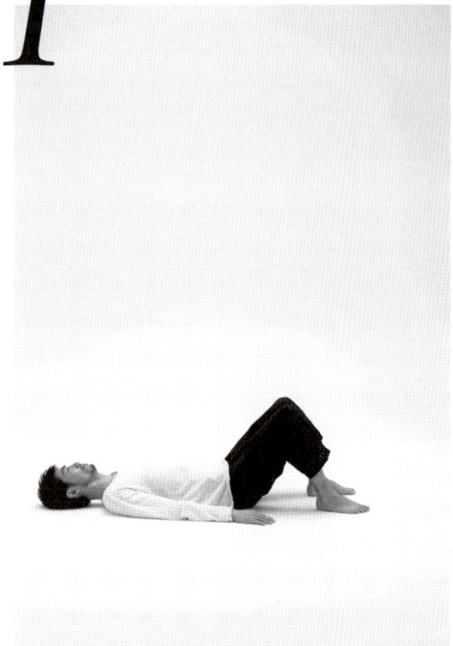

あおむけになり、両膝を立てる。脚は腰幅程度に開いて両足は平行に置く。両手のひらを床につけて体の横に自然に伸ばしておく。

2

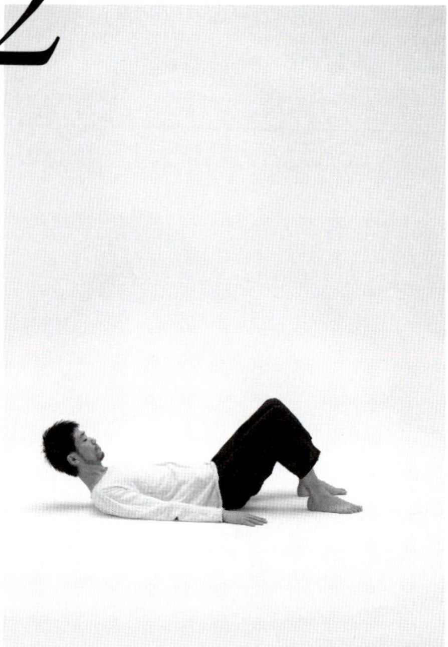

息を吐きながら、頭を床から持ち上げて、軽くあごを引く。

3

息を一度吸って、吐きながら首を右にねじっていく。そのまま自然に呼吸を続け、ゆっくりと、痛みのない範囲でできるところまでねじる。

息を吸いながら２の姿勢に戻り、同様に反対側も行う。余裕があれば左右３回ずつ行うとより効果的。

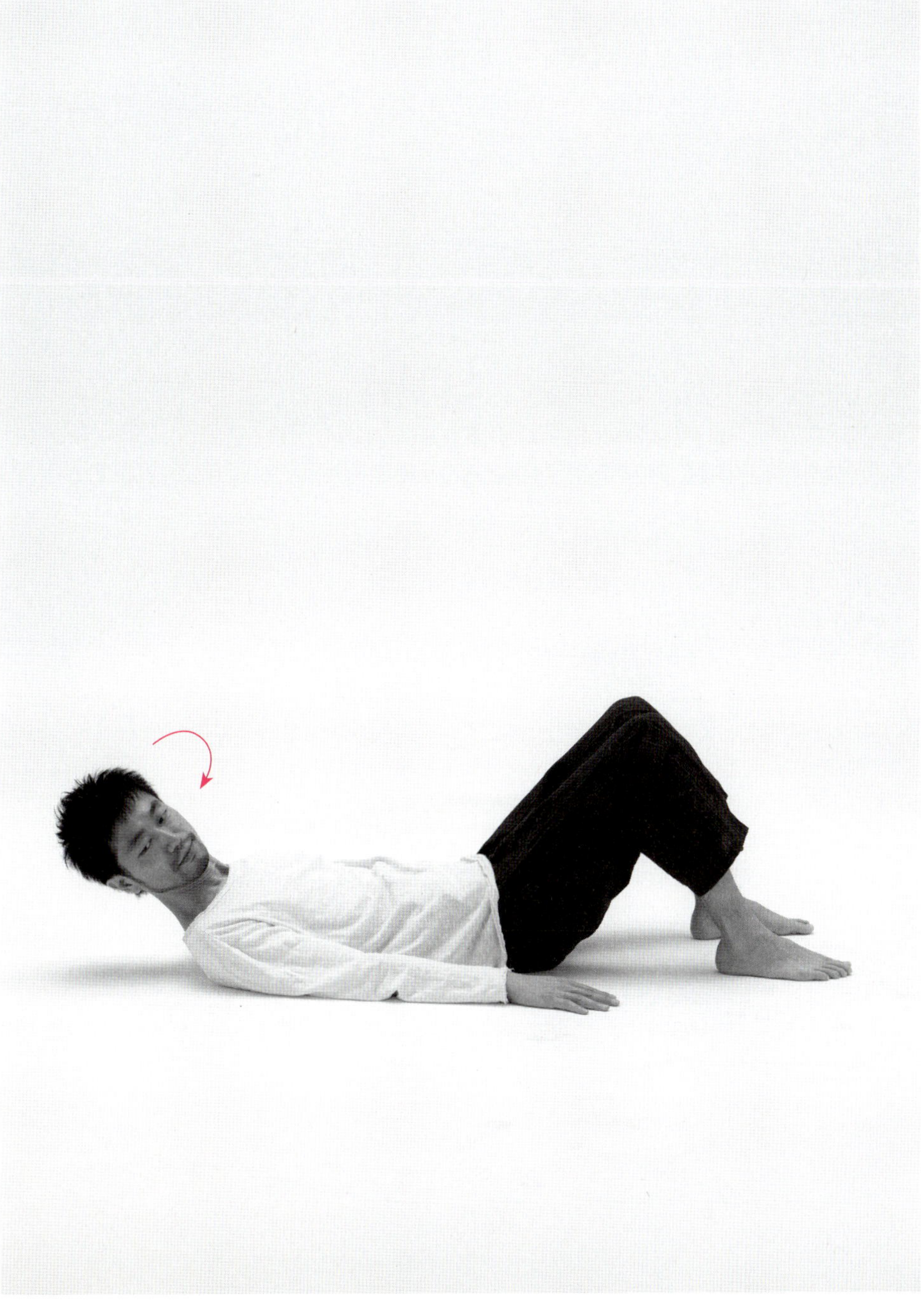

for Beginner

簡単なポーズ

首が痛い場合や持ち上がらない場合は、両手を頭の後ろで組んで支える。持ち上げようとするだけでも効果があるので無理をしない。

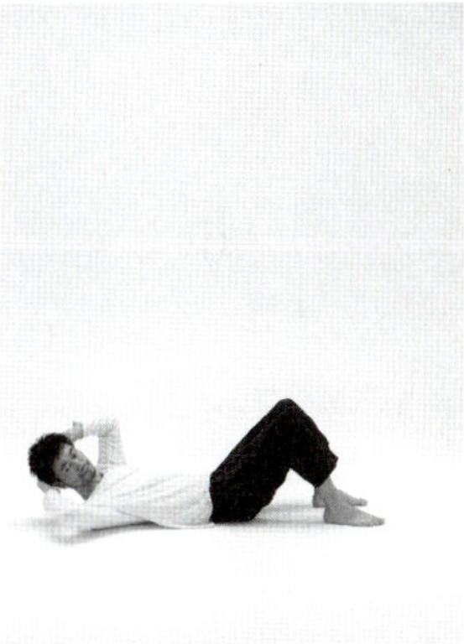

3

ヨーガで女性らしいボディーを作るには

女性らしいきれいなボディーとはどんなものでしょうか。理想的なボディーは、太りすぎず痩せすぎず、ほどよく引き締まっていてメリハリがあり、でも男性のように筋骨隆々ではなく、しなやかさ、柔らかさのあるボディー。そんな感じではないでしょうか。
このような理想のボディーを目指してトレーニングするときは、実はちょっとした注意が必要。強い負荷をかけた筋トレなどをすると、体の表面の筋肉（浅層筋）が鍛えられて、ボディービルダーのような男性的な筋肉がついてしまうのです。
そこでおすすめしたいのがヨーガです。ヨーガでは、体の奥のほうにある筋肉（深層筋）を刺激します。そして最小限の力で体のバランスを保ち、姿勢を安定させる練習を繰り返します。すると、表面にはほどよい柔らかさが残ったまま体の内側から徐々に絞られて、しなやかな体になっていきます。
もちろんヨーガでも、負荷を強くしすぎるとごつごつした筋肉になりますが、動かすのはあなた自身の体。どんなものを求めるかによってやり方も変わってきます。もしも女性らしいしなやかな体を求めてヨーガを行うならば、体の奥のほうを意識しながら行いましょう。

Part 4

心の不調に効く

気分がすっきりしない、なんとなくイライラする、眠れない。
どうしたらいいのかわからない心の不調も、
ヨーガで体に働きかけると和らぎます。
イライラを解消して心をすっきりさせれば、自然に外見にもいい影響が。
内側からきれいになりましょう。

イライラを解消する

弓のポーズ

やりたいことをできないイライラを、
食べることで代わりに満たそうとするのは、誰しも経験があるのでは。
弓のポーズは、体の背面の筋肉全体を効果的に引き締めることにより、
エネルギーを発散してイライラを解消してくれるポーズです。

Point

足裏を蹴り出すようにすると脚に力が入りやすい。

こんな効果も

不眠、緊張、全身の疲れ、血行促進、背中・お尻・もも の引き締め

1

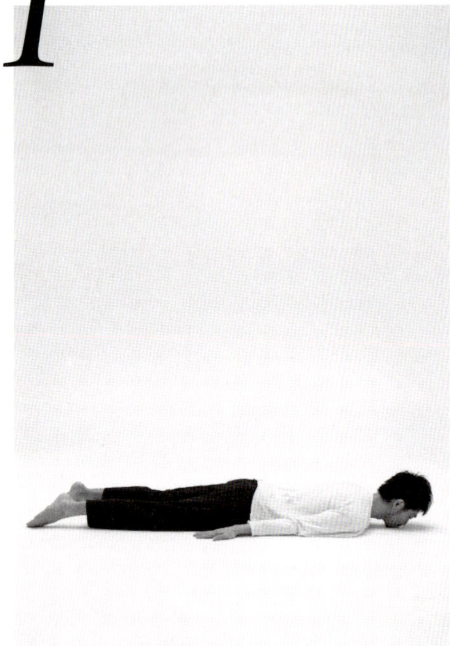

うつ伏せになり、脚を腰幅程度に開く。両手は体の横に自然に伸ばしておく。

2

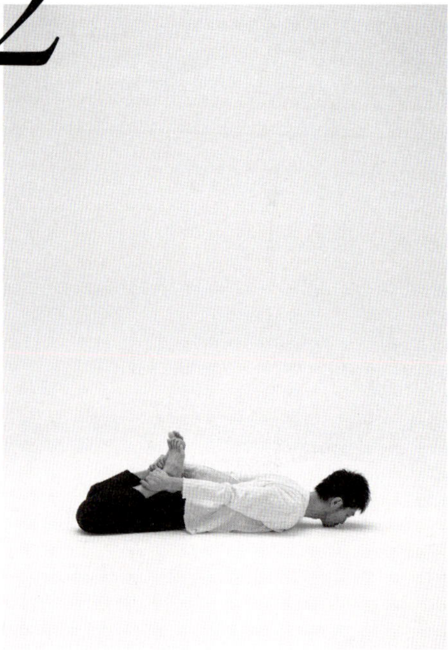

深呼吸しながら両膝を曲げ、足首を外側からつかむ。

3

息を吸いながら、両脚を伸ばすようにして力を入れ、同時に上半身を持ち上げて体を弓なりにする。お腹をしっかりとへこませ、腰は反らすのではなく伸ばすようにする。肩と首の力を抜き、首をすらりと伸ばしたまま視線は前方の床に落として、そのまま30秒間ほど深呼吸する。

息を吐きながら1の姿勢に戻る。

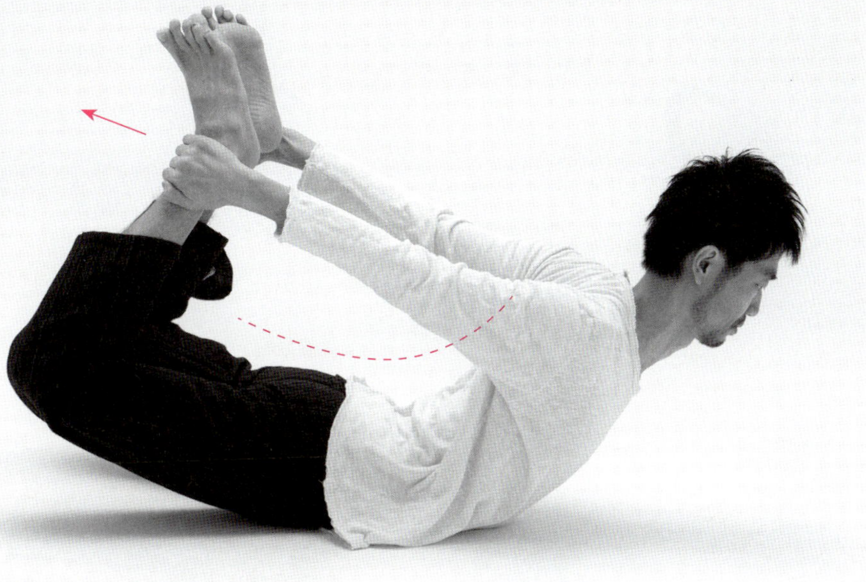

NG

反ろうとする意識が強すぎると、顔が上がって首の後ろが縮んでしまう。そうではなく、胸を引き上げ、体を長く伸ばす意識で行う。

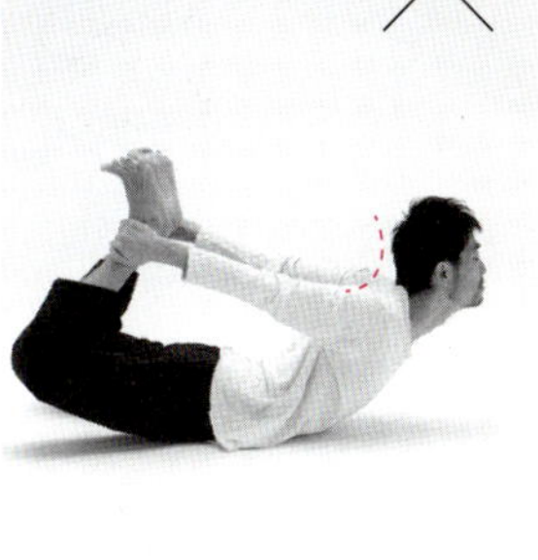

不安感を取り除く

三日月のポーズ

不安感は、まだ起きていない物事を恐れる感覚。
身体的には、足腰がふわふわして地につかなくなり、
上半身は恐れでこわばった状態になります。
これを解消するのが三日月のポーズ。下半身をしっかりとふんばることで、
地に足がついた感じを取り戻して、上半身の緊張を解消します。

Point

足先と膝は、体に対して正面に向かうようにする。

こんな効果も

不眠、全身の疲れ、骨盤・股関節のゆがみ、もも・ヒップ・ウエスト・背中の引き締め

1

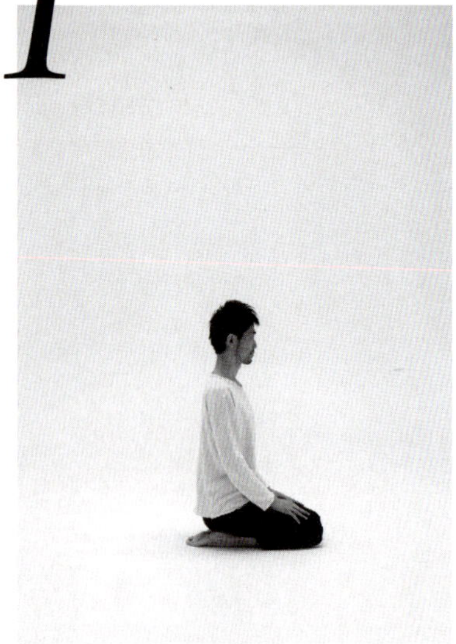

正座で座り、背筋をすらりと伸ばす。

2

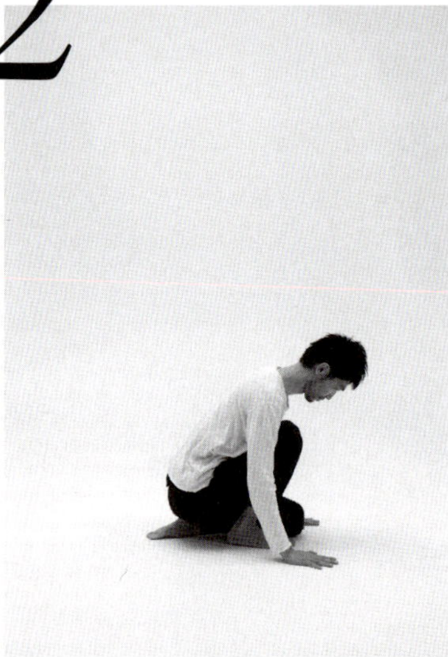

左のお尻に体重を移し、右膝を立てる。両手は膝の少し先の外側に置いて、体を前に少し倒す。

3

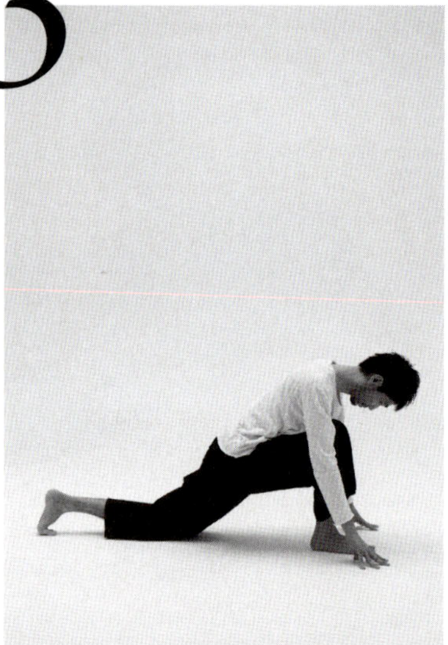

右足に体重を乗せ、左足をまっすぐ後ろへ引いて、左膝を床につける。手先を少し立てる。

4

両手を右膝に乗せて軽く下へ押し、腰が痛まない範囲で上体を起こす。軽く胸をつり上げ、下腹を引き締めながら腰を伸ばす。そのまま30秒間ほど深呼吸する。

息を吐きながら3に戻り、深呼吸をしながら1に戻る。反対側も同様に行う。

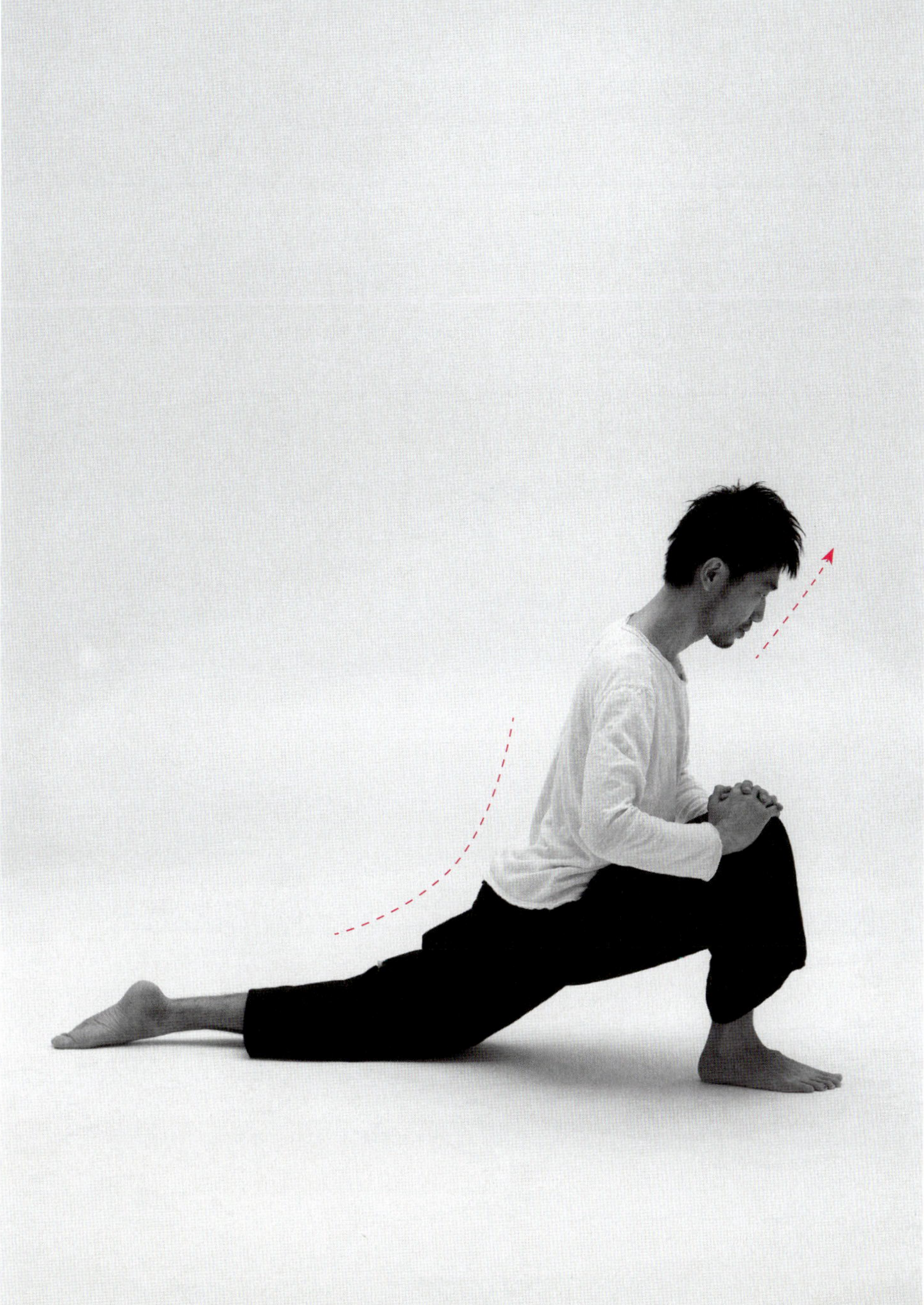

Step-up Pose

できる人は

両手を上げて、手のひらを内側に向ける。肩の力を抜いて、上半身を気持ちよくストレッチ。

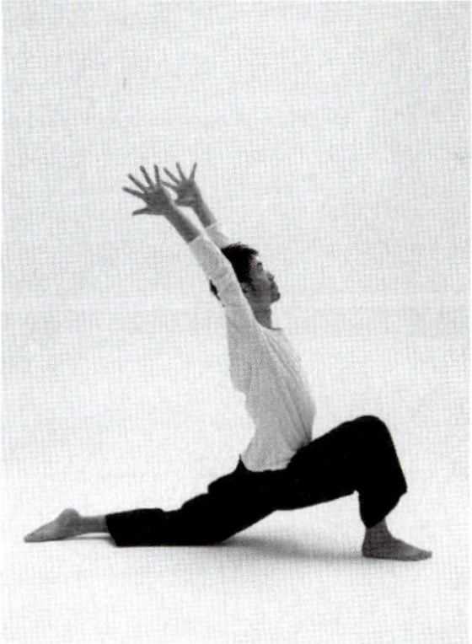

---

for Beginner

簡単なポーズ

股関節や腰がつらい場合は、後ろの膝を少し前について、お尻を持ち上げると楽になる。無理はせず、少しふんばる程度で効き目あり。

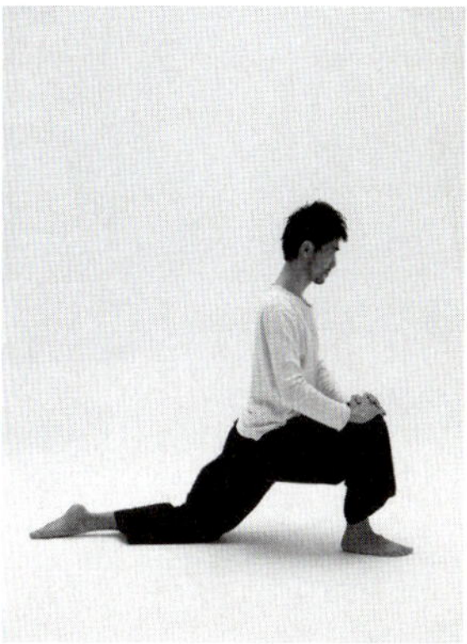

落ち込みから立ち直る

ワニのポーズ

落ち込んでネガティブな感情を抱えていると、
知らずに前かがみになり、胸が閉じて呼吸が浅くなっています。
これを解消するのがワニのポーズ。
深呼吸をして胸を開けば、ポジティブな気持ちが生まれてきます。

Point

胸を軽く反らして、深呼吸とともに胸の広がりを味わうのが大事。

こんな効果も

腰痛、冷え性、便秘、自律神経を整える

1

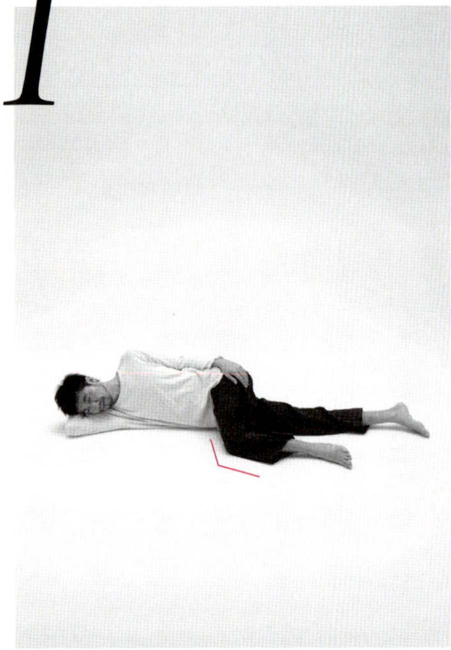

右側を下にして横になり、曲げた右腕に頭を乗せる。左手は体の上に楽に置き、左膝を曲げる。

2

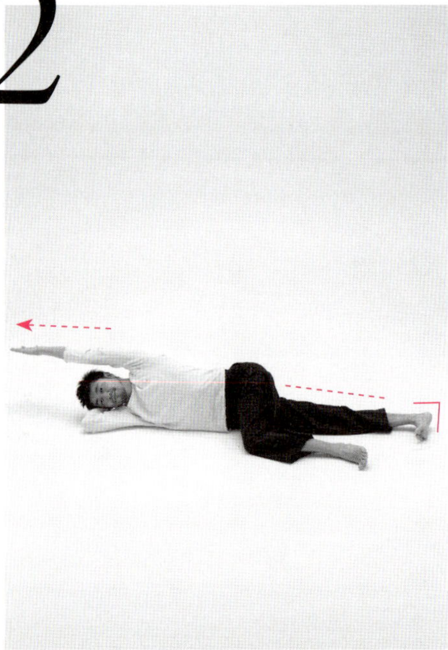

息を吸いながら、左手を頭の方向へまっすぐ伸ばす。このとき、右膝を伸ばして、足首を曲げる。手と、脚の裏側が、反対の方向に伸びる感覚を味わいながら、30秒間深呼吸する。

3

息を吐きながら左腕を後ろへ伸ばし、首も軽く左へ向ける。右手は頭の下から外して左の膝を軽く押さえる。お腹を軽くへこませて腰を伸ばしながら、胸を軽く反らして広げる。そのままの姿勢でリラックスし、1分間ほど深呼吸する。

息を吸いながら2に戻り、吐きながら1に戻る。反対側も同様に行う。

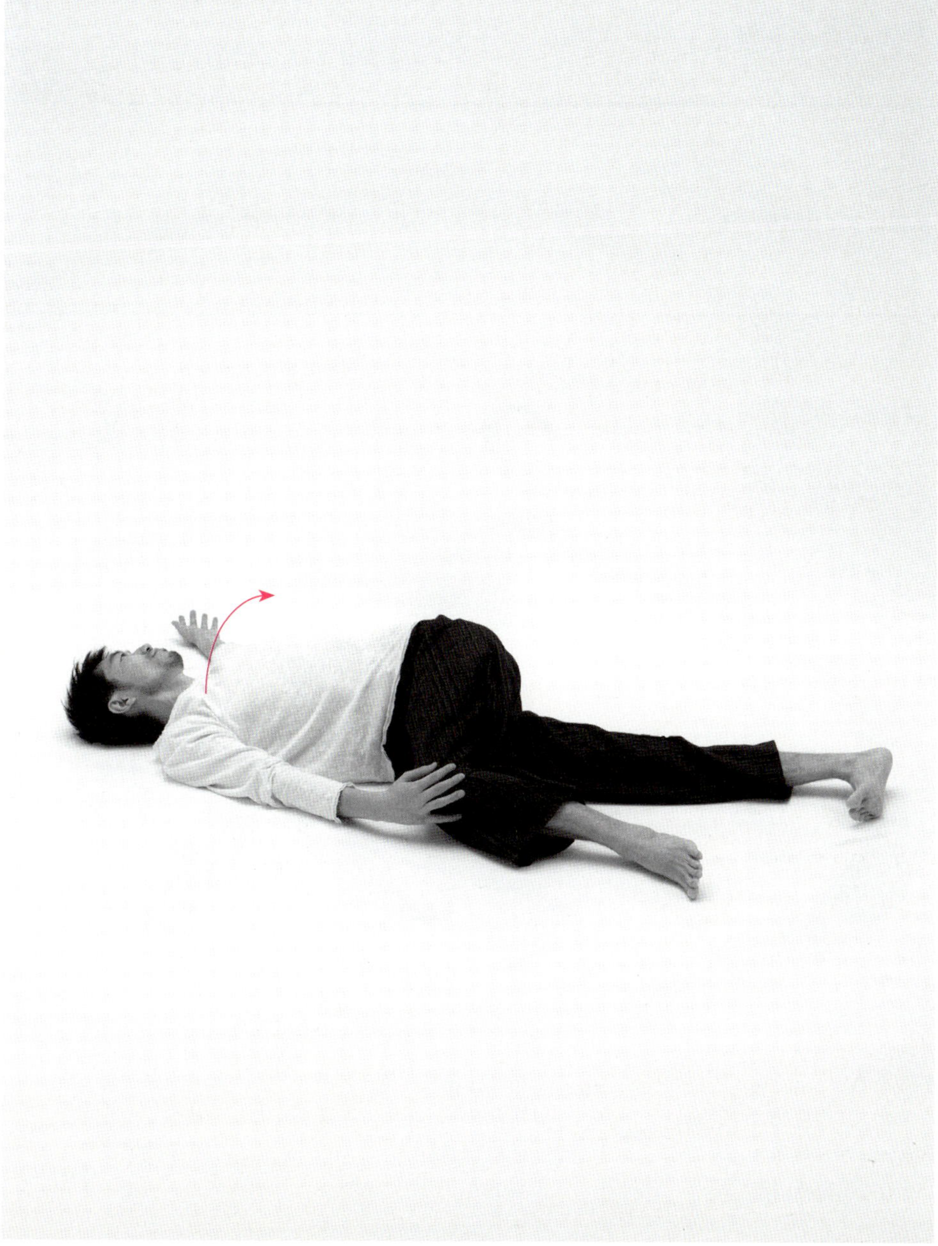

Step-up Pose

できる人は

左膝を伸ばす。可能なら右手で足先を持ち、お尻をストレッチ。

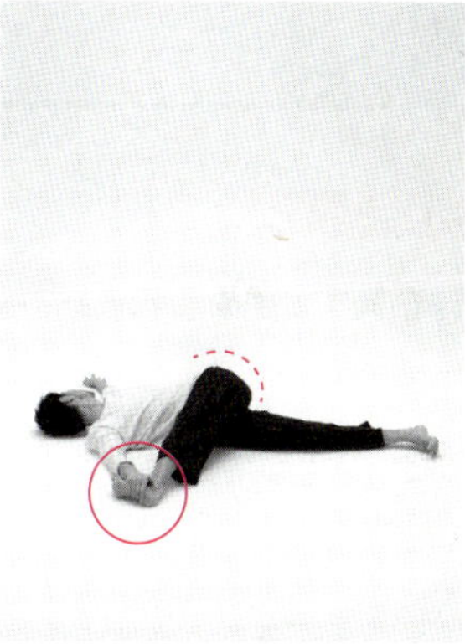

心の疲労感を解消する

三角のポーズ

行き詰まったとき、努力が報われないとき、
体の疲労が長引いたとき、心は疲れて気力を失います。
そんなときは、体に上手に働きかけて気力を取り戻しましょう。
最大のポイントは背骨。気分がよいときの背骨の伸びをこのポーズで再現すれば、
体の伸びが心も伸ばして、元気になれるはずです。

Point

体を倒すときは、左右両方の脇腹を伸ばすよう意識する。

こんな効果も

ウエスト・お尻・脚の引き締め、冷え性、便秘

1

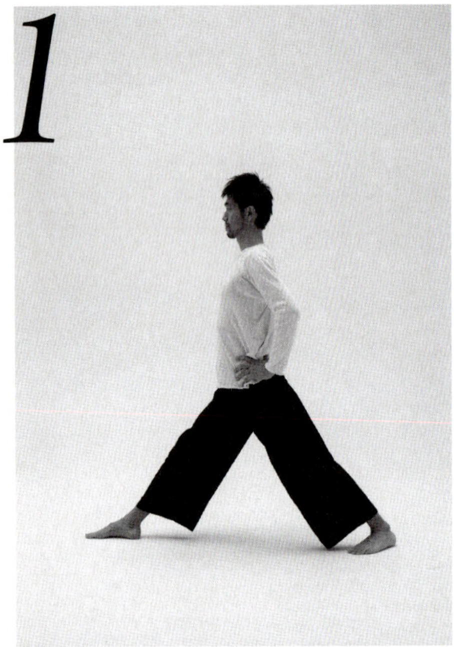

右足を前に、左足を後ろにして開いて立つ。右足先は正面、左足先は少し外側に向ける。両手は腰骨をつかみ、息を吸いながら背筋を伸ばす。両足は一直線上ではなく、腰幅の距離か、つらければそれ以上に開いてもOK。

2

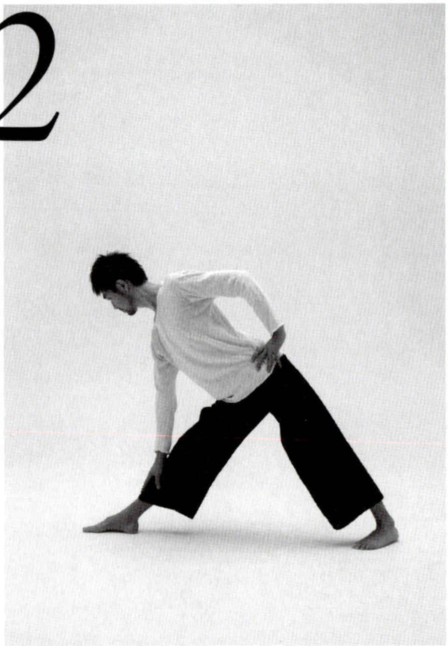

息を吐きながら、背骨を伸ばしたまま体を前に倒して、右手で右膝のあたりを持つ。つらければ膝上を持つか、または右膝を曲げてもよい。

3

深呼吸を繰り返しながら、左手を上に伸ばして胸を開く。無理して開こうとはせず、むしろ背骨を気持ちよく伸ばしておくことが大切。下半身はお腹から、上半身は胸から広がっていくイメージで、30秒間ほど深呼吸する。

息を吐きながら2に戻り、吸いながら1に戻る。反対側も同様に行う。

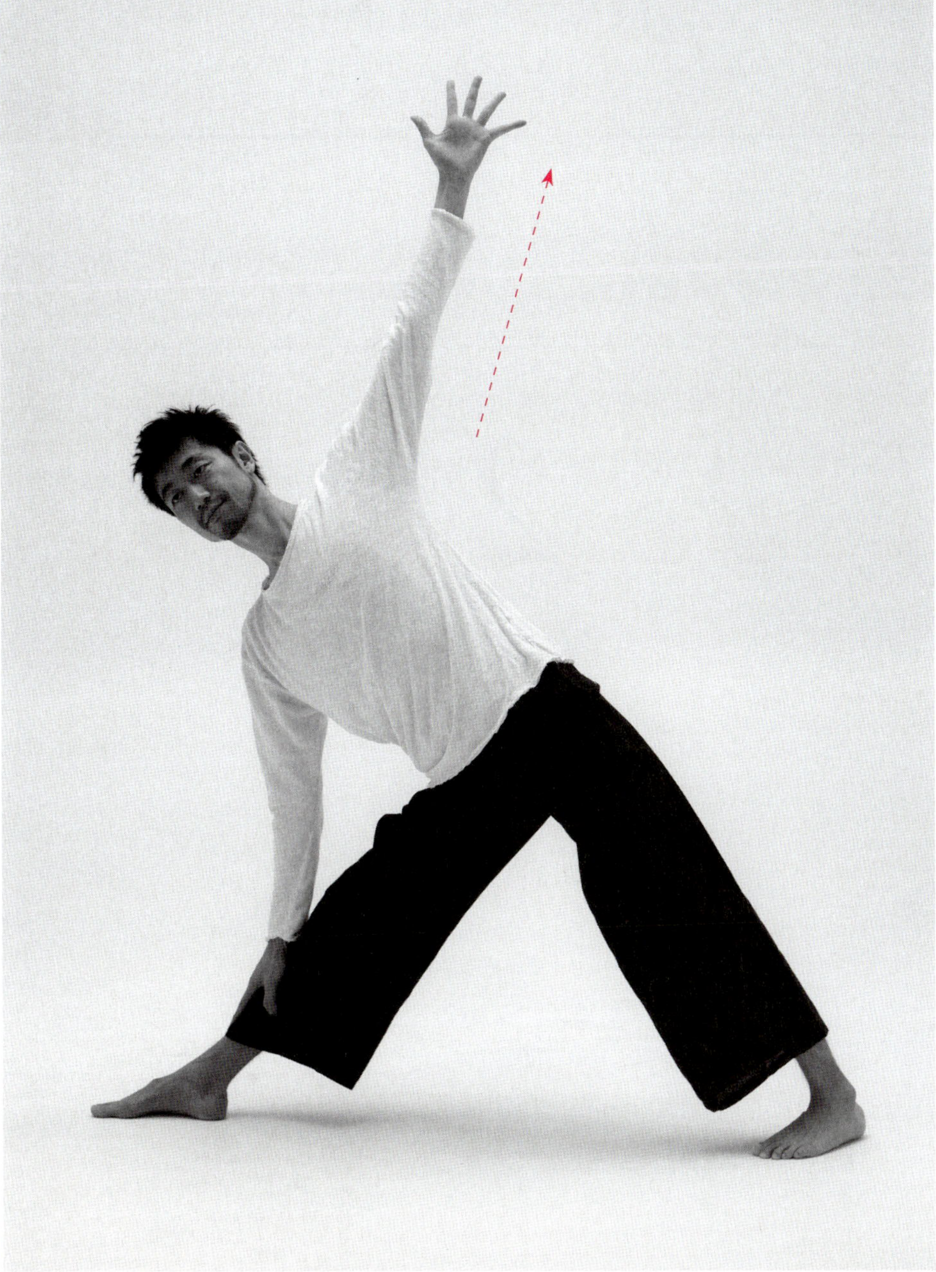

Step-up Pose

できる人は

右手を床につけて、同様に行う。背骨の伸びをキープすること。

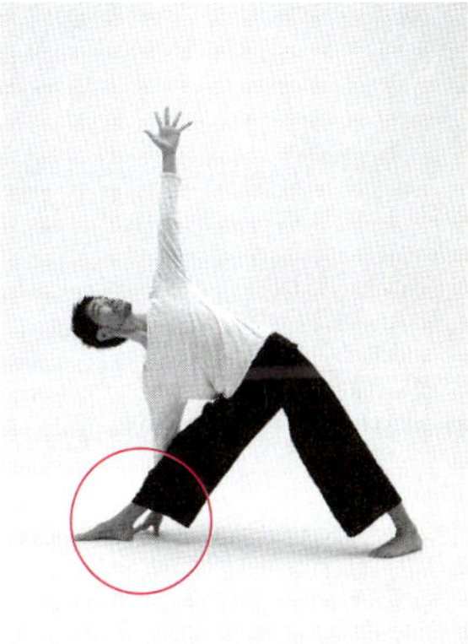

NG

無理に膝の下のほうを持つと背中が丸くなってしまい、体に負担がかかるうえ効果が落ちる。

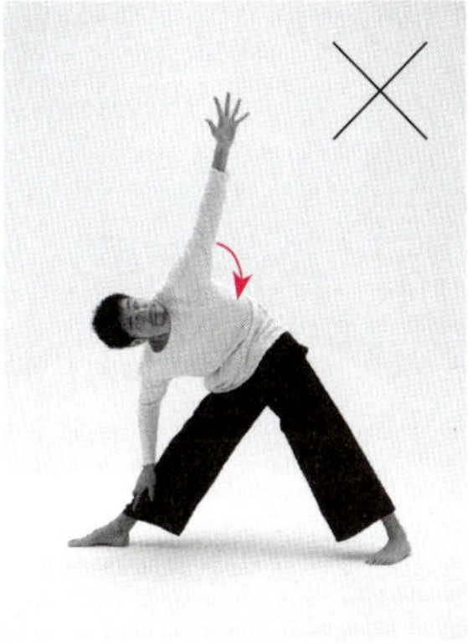

不眠を克服する

背中を伸ばすポーズ

何かのきっかけで寝つきが悪くなって、
また眠れないかも……という心配からさらに寝つけなくなる、
不眠の悪循環。そんなときは無理に眠ろうとせず、
背中を穏やかにストレッチするポーズで緊張をほぐして。
リラックスしてゆっくり呼吸をすれば、自然と眠気がやって来ます。

Point

深呼吸をしながら、吐く息、吸う息が、それぞれ何秒くらいで繰り返されているのかをカウントすると、よりリラックス効果が高まる。

こんな効果も

自律神経を整える、足腰の疲れ、精神安定、背中・お腹の引き締め

1

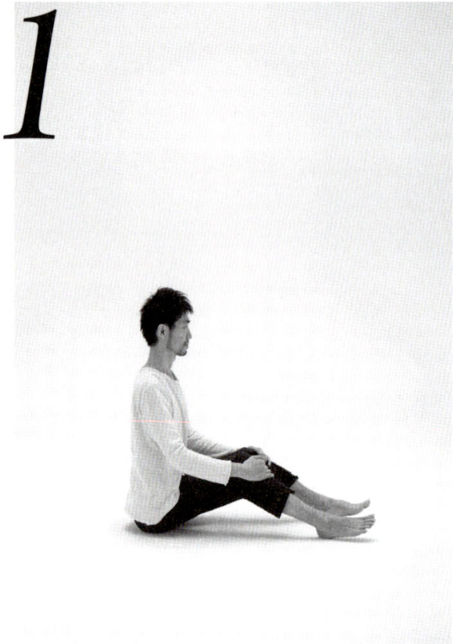

両脚を前に投げ出して座り、軽く膝を曲げて背筋を伸ばす。

2

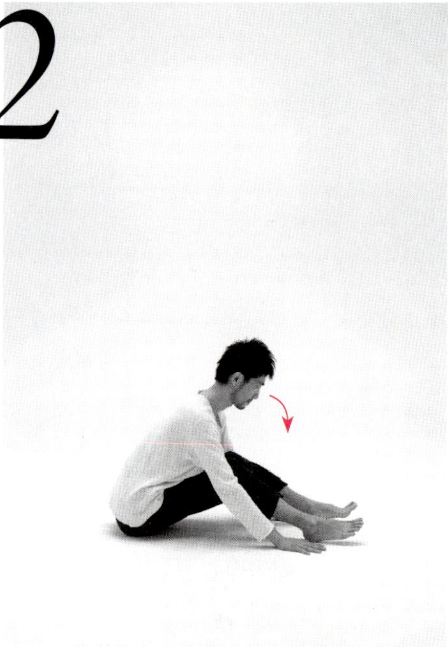

手を足の横に置き、深呼吸しながら体を少しずつ前に倒す。息を吐くときは骨盤を床に沈めるイメージ、息を吸うときは背骨を伸ばすイメージを描きながら呼吸を続け、膝の裏やお尻がぴんと張る直前まで倒す。

3

お腹がももにつくくらいまで背中を丸めて、膝に寄りかかって、首の力を抜く。肩は左右に軽く広げながら耳から遠ざけ、首の力が完全に抜ける姿勢で、そのまま3分間程度深呼吸を繰り返す。

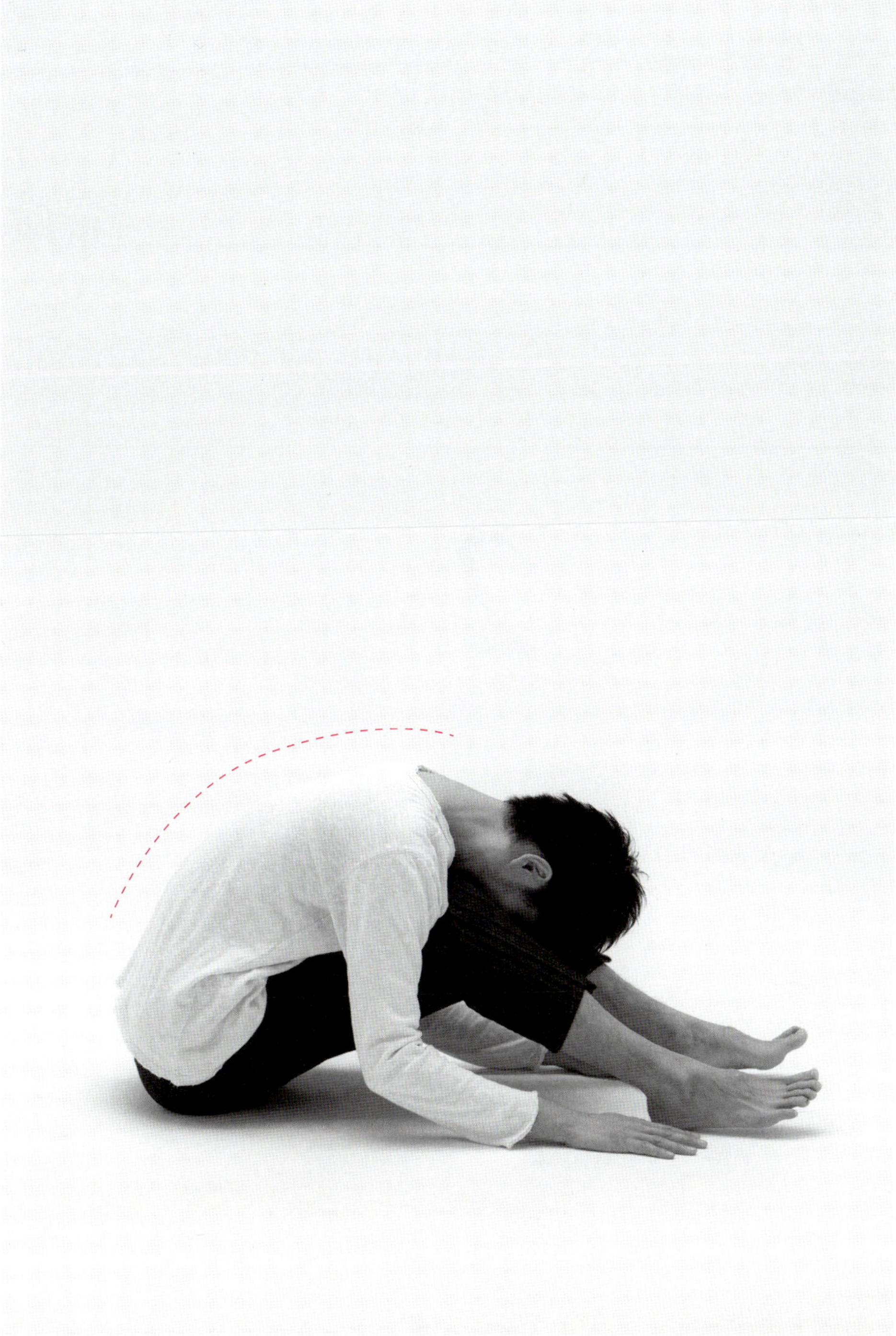

Step-up Pose

できる人は

膝を完全に伸ばす。ただし、ストレッチの程度が強いと逆に体が緊張してしまうので、気持ちがいい程度でとどめる。

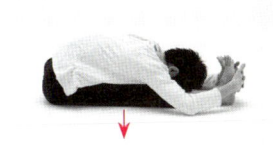

for Beginner

簡単なポーズ

お腹とももの距離が縮まらない場合は、ももの上にクッションなどをのせて寄りかかる。

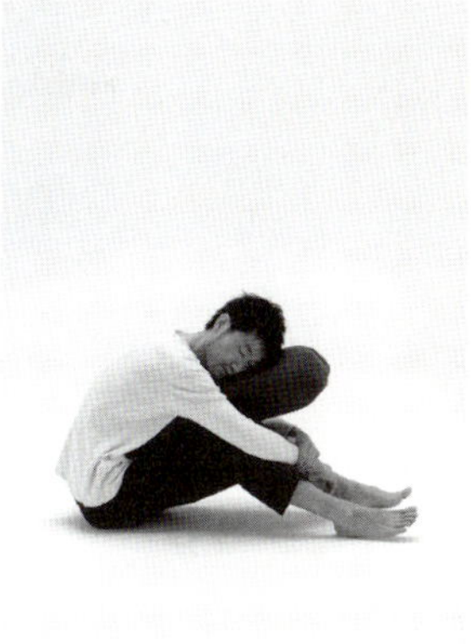

依存を克服する

クンバカ呼吸法

お酒や食べ物など、それがないと気持ちが落ち着かない……
そんな自分を自覚したら、その対象から一時的に意識を切り離して
心の動きをリセットする、クンバカ呼吸法がおすすめ。
息を止めている間に集中がぐっと深まり、
心が徐々にリセットされていきます。

Point

首は、力を抜いて自然に前に倒すようにする。

こんな効果も

自律神経を整える、集中力を高める、気分すっきり

1

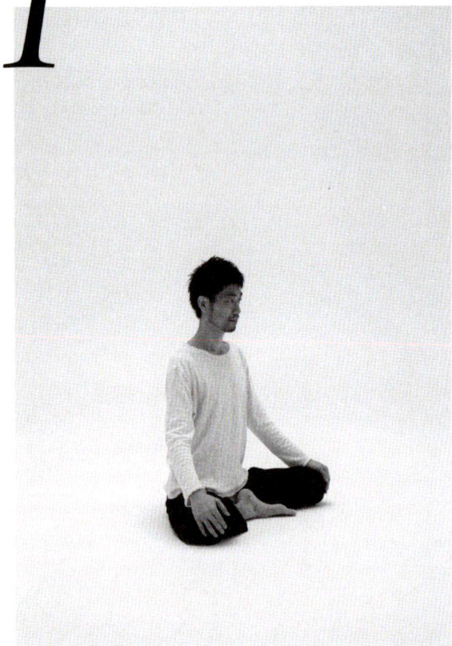

あぐらなどの楽な姿勢で座り、背筋を気持ちよく伸ばしておく。

2

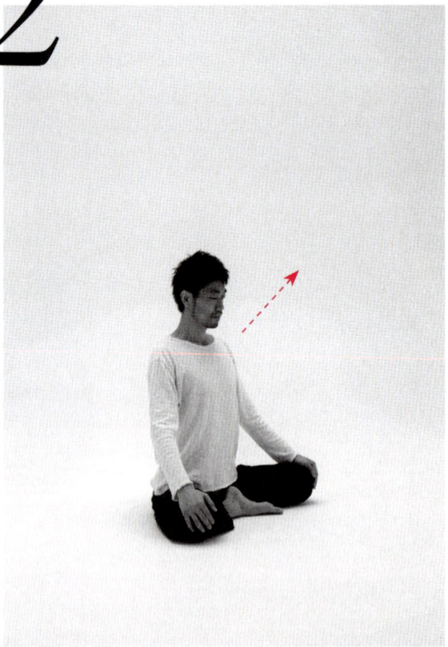

目を閉じて何度か深呼吸を繰り返してから、胸をゆっくりとつり上げながら、息を6割程度まで吸う。

3

息を止め、顔を前に倒して胸にあごを近づけ、首の力を完全に抜く。このとき、のどを絞って息を止めるのではなく、ほんのわずかな量ずつ息を吸い続けるようなイメージ。息苦しくなってから５～10秒間カウントして、その後息をゆっくりと吐き出す。

心地よければ、2に戻って深呼吸を数回行ってから、同様にして２～３回繰り返す。

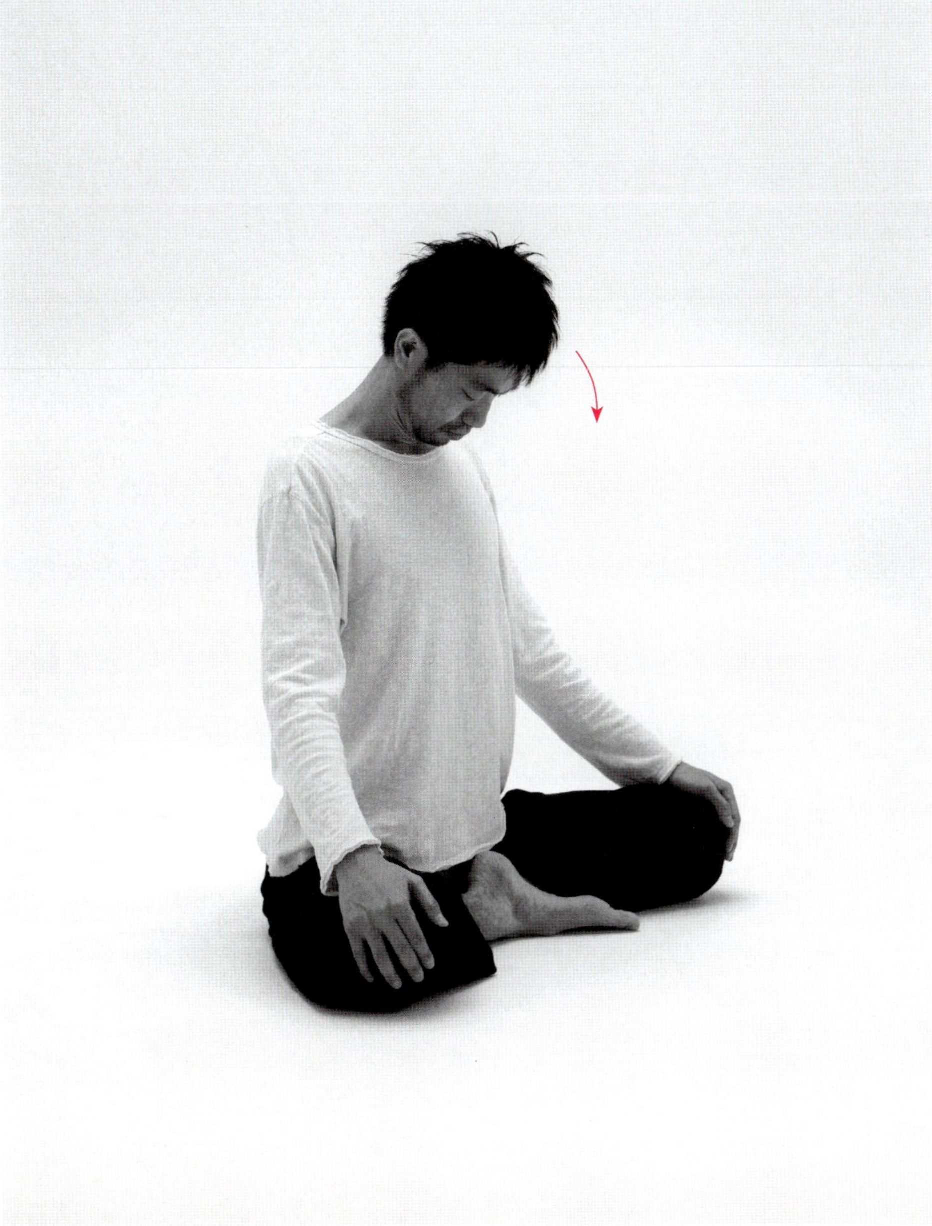

Step-up Pose

できる人は

股関節が柔らかい人は、両足の先をももの上に乗せる「蓮華座《れんげざ》」で同様に呼吸する。蓮華座は瞑想《めいそう》のための理想姿勢。気持ちが引き締まって集中の効果が高まる。

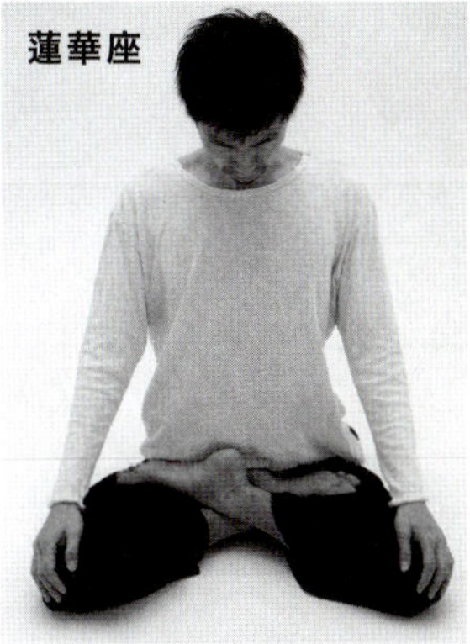

NG

息を止める際、首や肩に力が入ると、集中よりも緊張が高まってしまう。できるだけのど、首、肩をリラックスさせ、脳の静寂を追求する。

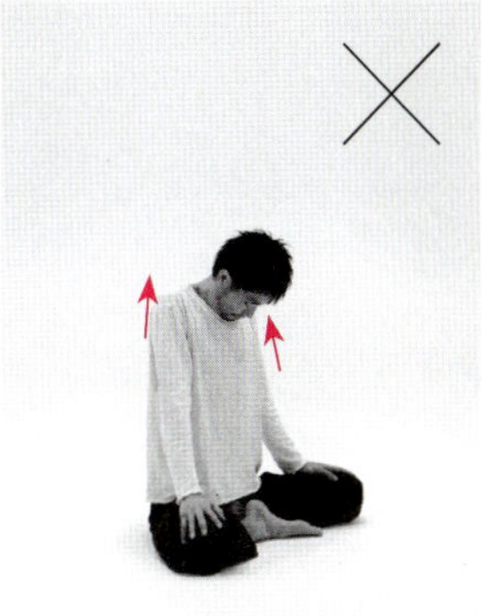

優しい心を取り戻す

あおむけの英雄座

頭ではわかっているのにどうしても優しくなれない。
そんなときにおすすめのポーズがあおむけの英雄座。
私たちは、誰かを否定し拒絶していると、胸を閉ざして息が詰まった状態になります。
さらに骨盤の締めつけを招いて、お尻に緊張もたまりやすいのです。
これらの緊張をほぐして深い呼吸ができるようになるポーズです。

Point

体を起こすときに腰を痛めやすいので、お腹に力を入れてゆっくり起こすこと。

こんな効果も

脚のむくみ、自律神経を整える、骨盤を整える

1

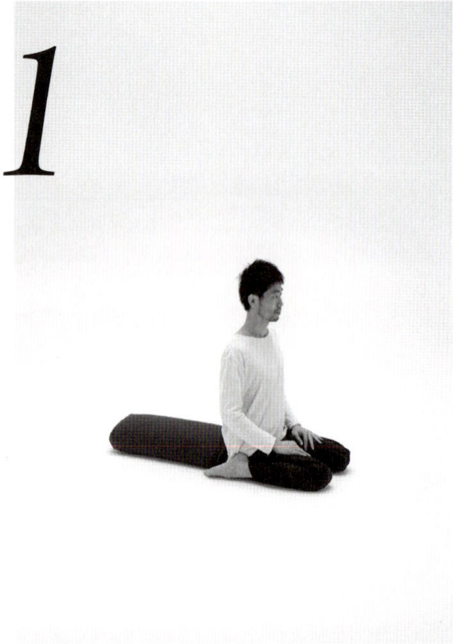

長い枕やクッションをいくつか重ねたものや、ボルスター（ヨガ用長枕）などを用意する。その前で正座をしてかかとを開き、かかとの間にお尻を落とす（英雄座）。ふくらはぎの肉を外側にかき出すようにすると楽になる。少し膝を広げてもOK。

2

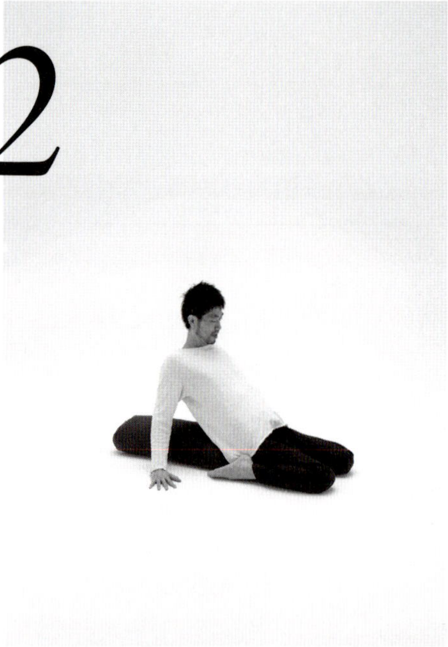

お腹を引き締め、胸を少しつり上げた姿勢のまま、手をゆっくりと後ろにつく。

3

お腹を引き締めたまま、後ろのクッションに寄りかかり、手を体の横に投げ出して深呼吸をする。腕は少しだけ外側にねじって手のひらを上に向け、肩を耳から遠ざけてから、首、肩を完全にリラックス。そのまま目を閉じて3～5分間深呼吸する。

ゆっくりとあごを引き、手で床を押し、お腹をへこませながら体を起こす。

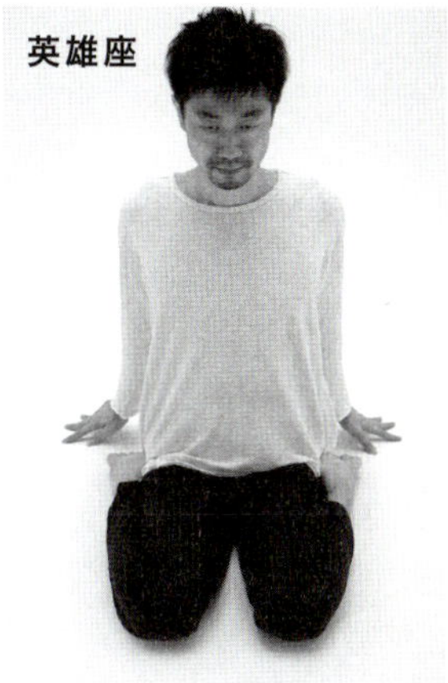

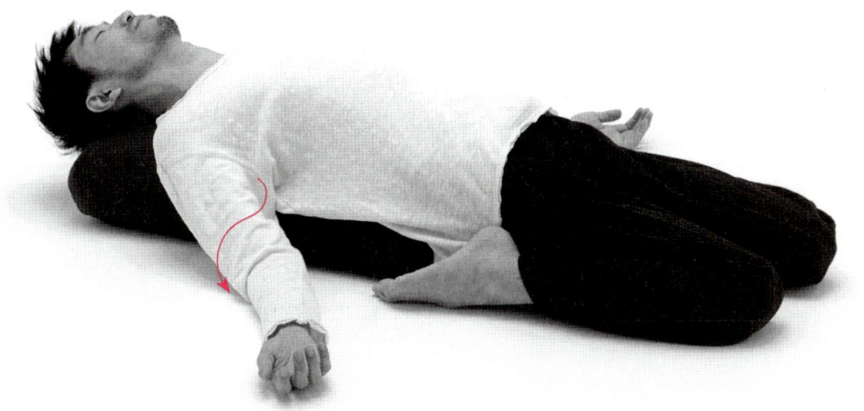

for Beginner

簡単なポーズ

英雄座で座るのが難しい場合は、両脚を前に伸ばして肩幅に広げ、クッションの上に上半身を乗せて深呼吸をするだけでも。

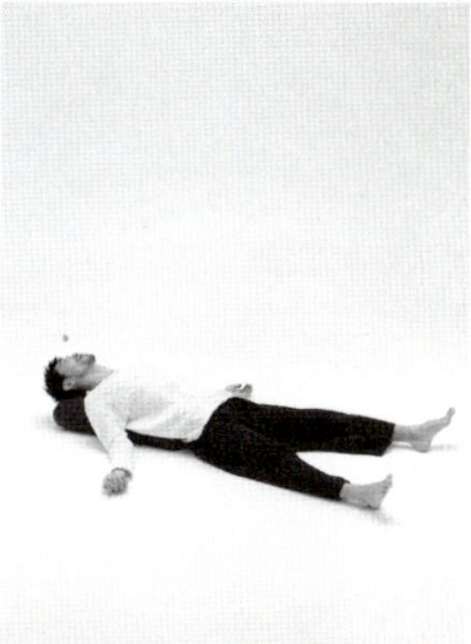

Akira Watamoto 「きれい」を語る

4

「きれい」と「心」の関係って？

「きれい」に与える影響が最も大きいのは、精神面。心の状態が、「太ってしまう」「ダイエットをしても痩せられない」という悩みにも大きく関係しています。

そもそも私たちは、なぜ太ってしまうのでしょうか。原理としては単純で、消費するエネルギー量以上の食べ物を取り入れて、蓄積していくから。では、どうして体が必要とする以上に食べてしまうのかといえば、ストレスが関係していることが多いのです。仕事や人間関係などのストレスを食べることで解消しようとする、いわば「心の誤作動」のようなものだと思ってください。だから、ストレスを解消して、心の状態をよい方向へ持っていくことは、余計な食欲を防いで肥満を予防することにつながります。

それから、ダイエットを継続するための強い意志がないために太る人もいます。実のところ、多くのダイエット法は、続けさえすれば効果があります。続かない人は、ストレスがあったり、精神力が弱っていたり、やはり心の問題が原因であることが多いようです。もしも心の状態をある程度コントロールできれば、ダイエットも続けることができるはず。そこでヨーガを行ってメンタルを整えるのが有効になってきます。

だからといって「続けられなかったらどうしよう」などと気負わなくても大丈夫。自分の心と体が無関係ではないことを知っておくだけでも意識は変わります。楽しくできる範囲でヨーガを続けてもらえたらうれしいです。

Part 5

瞑想のこと

心をいったんリセットして、
嫌なことや、不安、ストレスの原因を
客観的に見られるようになるための手段、それが瞑想です。
心の元気と、体の元気、そしてきれいのために
瞑想を取り入れてみませんか？

「瞑想」ってどんなものですか？

「瞑想《めいそう》（メディテーション）」という言葉は、
雑誌などさまざまなメディアでよく目にするようになりました。
一般的に瞑想といって思い浮かべるイメージは「目を閉じて、心を静かにする」と
いったところでしょうか。でも、それで実際に何をどうするのか、
何のためにやるものなのかはあまり知られていません。

「瞑想」は、心をリセットして、元気を取り戻すための方法

瞑想とは、心を空っぽにして、リセットするための手段です。今から2000年以上昔のインドでは、人々が過酷な気候や飢餓、疫病、戦乱などにさらされ、今よりもずっと不合理な出来事に満ちた世界で生きていました。そんな自らの力では変えられない苦境の中で、自分の内面を調整し、せめて心だけでも安らかに生きていくための方法として伝えられてきた技法、それが瞑想だと言われています。一説にはさらに古く、約5000年前、インダス文明が栄えた頃からすでに行われていたともされています。そして、この瞑想にこそ、ヨーガの本質があると考えられています。

それでは、瞑想でどうやって心安らかにするのでしょうか。例えば、何か嫌なことがあってなかなか忘れられないとき。あるいは、翌日に大事な会議や試験など、何か不安なことがあって眠れないとき。私たちはどうしてもネガティブなことばかりを考えてしまい、そのことを心の中から消すことができずに、ストレスでいっぱいの状態になってしまいます。そんなときに瞑想を行えば、心がリセットされて、今まで心の中を占めていたネガティブなことも、一歩引いたところから客観的に見つめられるようになり、心穏やかになることができます。つまり瞑想とは、ストレスに満ちた日常から一度心を退避させて、自分の心の奥底にある静かで安全な空間にとどまり、心をリセットして「心の元気」を取り戻すための方法なのです。

「きれい」をキープするためにも重要な瞑想

また瞑想は、「きれい」を追求するうえでも大事なこと。ストレスが蓄積されると心だけではなく、外見の「きれい」にも影響があります。表情は知らず知らず暗くなり、ついうつむきがちになってしまいます。姿勢が悪い状態が続くと、筋肉がそのまま縮こまって血液やリンパの流れが悪くなります。すると新陳代謝がスムーズに行われなくなって、肌の乾燥、くすみやくまなどのトラブルが表れる、髪のつやが悪くなる、むくみやすくなるなどのトラブルも。緊張があると呼吸も浅くなるのでさらに血流に悪影響が出て、体が冷え、女性ホルモンにも影響が及ぶのです。これでは「きれい」も台なし。でも、瞑想で心をリセットすることができれば、すっきりとした気分で、内側からきれいになることができます。

ストレス社会と言われる現代の日本を生きる私たちにとっても、瞑想で心の元気を取り戻すことは必要なことだと言えるかもしれません。心の健康のため、そしてきれいであるために、体を動かすことで、外面的なアプローチのみならず、内面からのアプローチをできるのがヨーガ。そのヨーガの本質である「瞑想」を、暮らしの中に取り入れてみませんか？

心をリセットするコツ〜　瞑想の本質とは

瞑想について簡単に説明をしました。
この話のとおりならば、瞑想で心をリセットすることができれば、ストレスのない生活を送れて、健康も美も思いどおりに手に入りそうな気がしてきませんか？
でも実は、そう簡単な話ではないのです。
なぜなら、心をリセットすることが、そもそも難しいことだから。
上手にリセットできるようになるにはコツがあります。
それは、「ただ感じる」ということに重点を置くことです。

「DO（する）」「BE（在《あ》る）」そして「FEEL（感じる）」

私たちのふだんの暮らしは、常に「DO」＝「何かをすること」で成り立っています。技術が進歩した便利な世の中で暮らしていると「たいていのことはボタン1つで実現可能」と考えるくせがついており、その分思いどおりにならなかったときのストレスは大きくなりがちです。自分の思いどおりに事を成そう、つまり「DO」という姿勢そのものが、そもそもストレスの原因であるとも言えます。

瞑想の本質は、この「DO」の心を一時的に休ませて、「BE」＝「何もしない、ただそこに存在する」という心に近づくことにあります。でも言うまでもなく、これはとてもとても難しいこと。そこで、「DO」と「BE」の中間的な「FEEL」＝「感じる」という心が大切になってきます。「FEEL」は、何かをしようとするのではなく、ただ「感覚を受け取る」姿勢です。もちろんこれも簡単なことではありません。人は、何かを純粋に受け取っているようで、実は何かを「DO」していることのほうが多いからです。例をあげてみましょう。私たちは音楽を聴いているとき、知らず知らずリズムをとっていたり、体を揺らしたり、歌詞を口ずさんだりすることがあります。これは「DO」の状態。このときに「ただ聴くだけ」＝「ただ受け取るだけ」という状態に脳を切り替えることができれば、それは心のリセットへ一歩近づけることになります。

最初は難しくても慣れてくる

「ただ感じるだけで、何もしない」。そう思っても、最初のうちは「何もしないようにする」という行動をとろうとする、つまり「DO」しようとするでしょう。でも、繰り返しやっているうちに慣れてきて、できるようになるはず。瞑想によって、「何もしない」という脳の状態を自分で作れるようになると、ストレスの大きな原因である人間関係にも応用ができます。「自分の主張を押しつける」のではなくて、「相手の言い分を聞いてみる」という心の余裕が生まれ、何かを感じる習慣もできて、さまざまなことが好転するきっかけになるはずです。

このことは、この本で紹介しているヨーガのポーズにも同じことが言えます。お手本どおりに正しくポーズをとる＝「DO」だけではなく、自分が気持ちいいようにポーズをとり、体の声に耳を傾けてみる。それはすなわち「FEEL」です。これが、ヨーガを、体だけではなく心にも効かせる秘けつであり、瞑想的にポーズを行うポイントでもあります。
あせらず気長にのんびりと、瞑想をマスターして、自分の変化を感じてみましょう。

瞑想にトライしてみましょう

それでは、実際に瞑想を行う準備をしていきましょう。
瞑想を行う際には、いちばん大事なのは基本の姿勢です。
できるだけ、背骨がピンと伸びながらもリラックスできる姿勢を作りましょう。

瞑想の基本姿勢

1

体を安定させるために、床に座ります。あぐらでも正座でもどんな姿勢でもかまいません。きつければお尻の下にクッションを敷いてもOK。10〜15分間座り続けても足が痛くならず、楽に座っていられる姿勢をとります。膝などが痛いときはいすに座りましょう。その場合はできるだけ背もたれに頼らずに座り、背筋を伸ばしておきます。

Point

こうして座ったとき、たいていの人は背中に力を入れて姿勢を正そうとします。しかしこれでは疲れてしまうので、下腹を軽く奥にへこませるようにして姿勢を正しましょう。

2

背筋をすっと伸ばします。これは例えば、「くつろいでいるときに、思い切りすてきな知らせが舞い込んできて、思わず姿勢がすーっと伸びる」……そんなイメージを再現するように伸ばすことが大事です。そしてそれ以外の部分、頭、首、肩、腕、胸などはできるだけリラックスさせます。

この姿勢を丁寧に作ることが、瞑想への第一歩であり、いちばんの近道です。

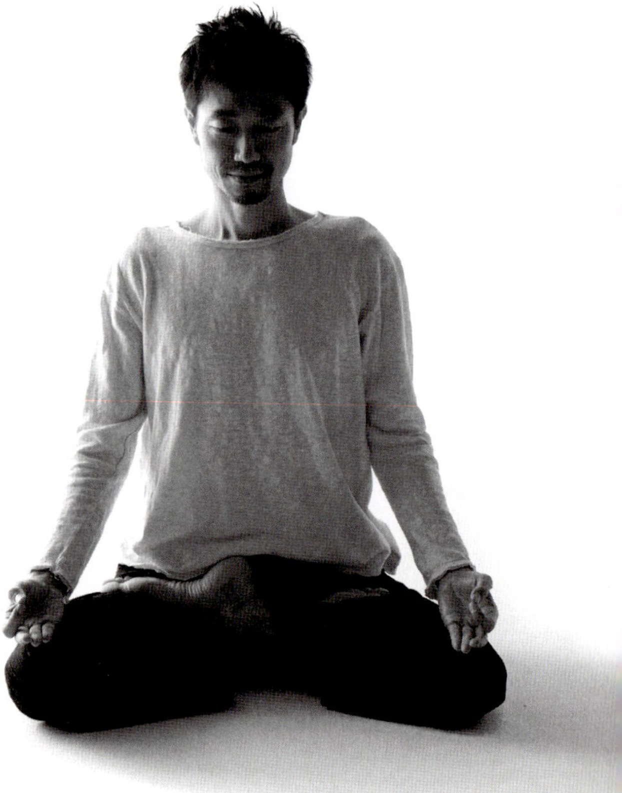

姿勢を作ったら、瞑想をしてみましょう

< 呼吸をベースにした瞑想法 1 >

数《す》息《そく》法《ほう》

数息法は、禅の世界でよく行われる瞑想法。自分の呼吸の長さと数をゆっくりとカウントすることで、心を集中させていくことを軸としています。

やり方

1　床に座り、瞑想の基本姿勢をとる。

2　軽く目を閉じて、自然に呼吸をしながら、吐く息、吸う息がそれぞれ何秒で行われているか、息の長さをカウントし始める。カウントにつられて息を長くしようとはせず、あくまでも自然な息をカウントすること。

3　集中し始めると呼吸が深くなり、自然とペースダウンしてくるので、今度は長さではなく、呼吸の数を数える。心の中で、吸い始めに「ひとー」、吐く息で「つー」と数え、同じように「ふたー」「つー」、「みっ」「つー」と、一息を1つと数えて、10まで数える。カウントが10になったら、再び1に戻って同様のことを繰り返す。

4　こうして呼吸をただカウントすることが、呼吸に対して集中することになり、心がリセットされていく。

5　5〜15分間、気持ちいいだけこの呼吸を繰り返し、きりがいいところで普通の息に戻す。

< 呼吸をベースにした瞑想法 2 >

ウジャイ

もう1つ紹介するのは、のどの奥でかすかに音を立てる呼吸法「ウジャイ」を行いながら、その音に耳を澄まし集中することで意識を高めていく瞑想法です。ウジャイとは「勝利」という意味を持ち、穏やかな活力と、同時にくつろぎを脳に与えてくれる呼吸法。通常はポーズ中に行う呼吸法ですが、今回は瞑想法としてご紹介します。

やり方

1　床に座り、瞑想の基本姿勢をとる。

2　軽く目を閉じて、窓を息で曇らせるようなイメージで「はぁーっ」と音をたてて口から息を吐き、次に鼻から楽に息を吸う。

3　これを繰り返しながら、少しずつ口を閉じていき、口を閉じてものどの奥で同じような音を鳴らして呼吸を続ける。

4　なるべく自分にしか聞こえない程度の小さな音が出るように調整していく。寝入りばなに寝息を立てるような要領で、のどの緊張が最小限になるようにする。

5　もしも不快でなければ、吸う息でも同じようにのどの奥を狭め、同じような音が鳴るようにする。

6　吐く息だけ、または吸う息吐く息の両方で音を立てながら呼吸を行う。これが自然に行えるようになったら、その音を自分が立てている音であることを忘れ、波打ち際で寄せては引いていく波音を耳で受け取るような気持ちで、その音をただ感じておく。

7　5〜15分間、気持ちいいだけこの呼吸を繰り返し、きりがいいところで普通の息に戻す。

おわりに

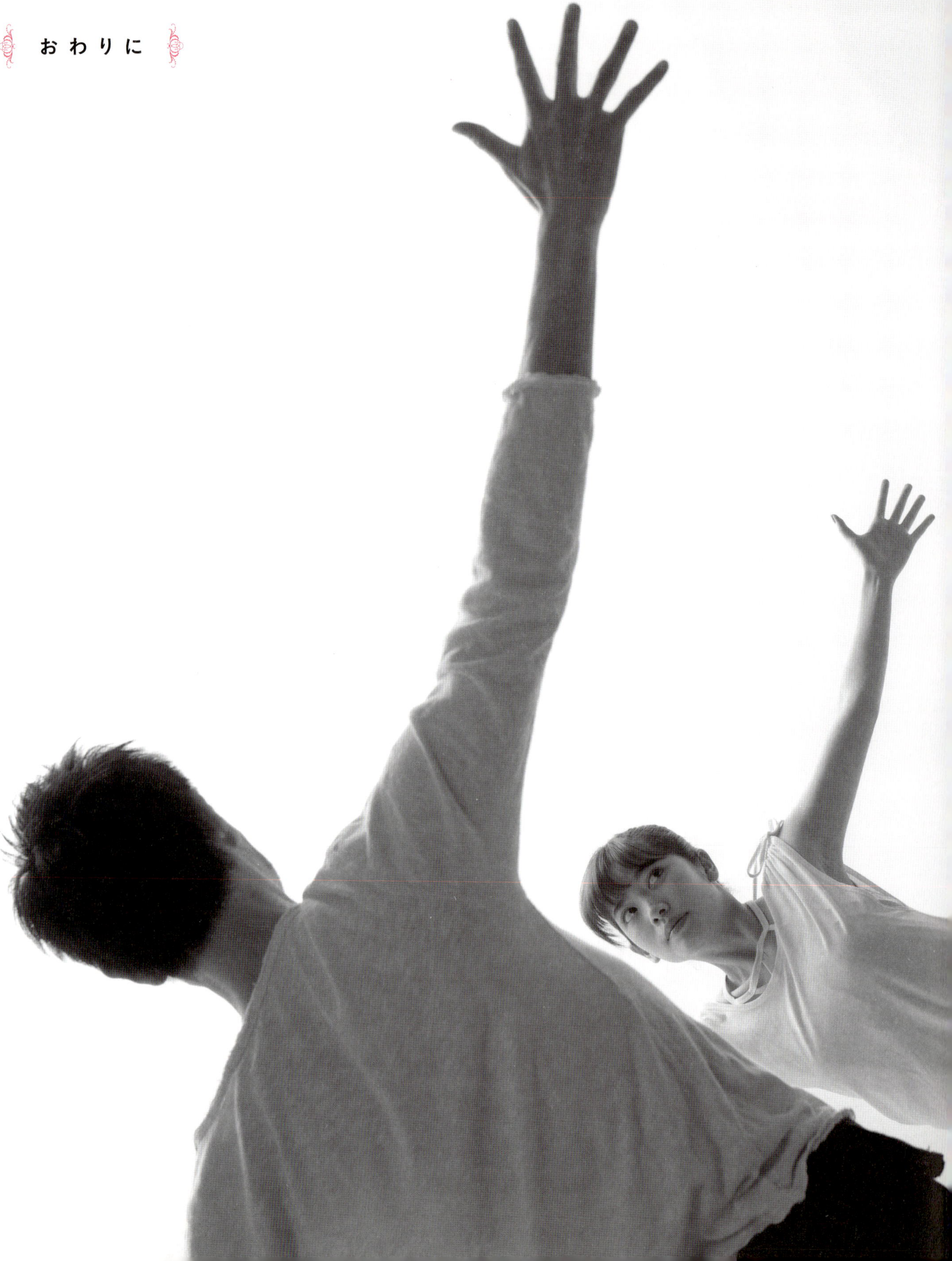

この本を読んで、ヨーガを実践してみて、どのように感じましたか？　なんだか「きれい」になれそうな気がしてきたのではないでしょうか。ヨーガに限らず、世の中に出回っているエクササイズやダイエットなど、きれいになるためのメソッドの多くは、そのアプローチ方法や効き方に違いはあっても、それぞれがよい効果を期待できるものだと思います。それだけに、ポイントとなるのは「長く続けることができるか」ということにありそうです。

そういった意味でヨーガが優れているところは、ヨーガはつらく苦しいものではないということ。正しく行えば気持ちがよいと感じられるため、長く続けるにはうってつけの手法です。やればやるほど体調を整えることができて、気分もすっきりします。「やってみたら気持ちがいい」「気持ちがいいから続けてみた」「続けているうちに、気がつけば『きれい』になっていた」――こんなふうに効いていくのがヨーガの大きな特徴なのです。

ですから、気楽にのんびりと取り組み、できるだけ長く続けましょう。あまり頑張りすぎないで。無理にポーズをとりすぎて疲れてしまい、三日坊主でやめてしまうよりも、少しずつでも続けたほうがずっときれいになれます。

ヨーガを行ううちに、だんだんときれいになって、気持ちも明るく元気になれるはず。「きれい」を手にすることができる、今日がその第一歩となるでしょう。

あなたの「きれい」を心から応援しています。

綿本 彰

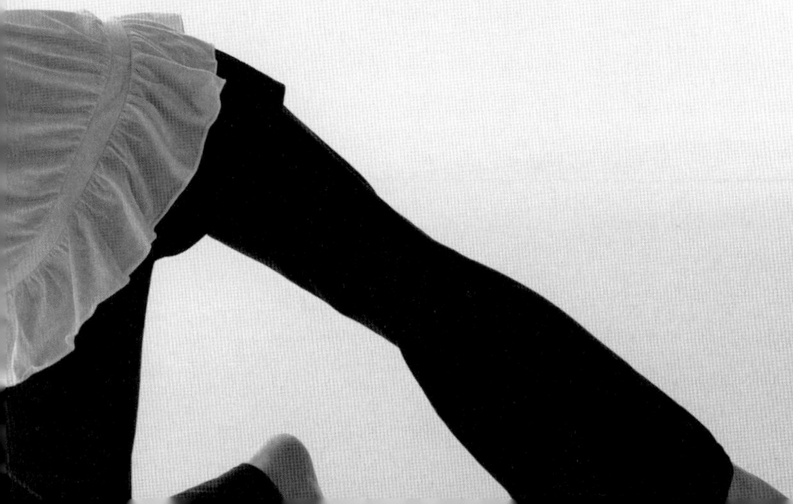

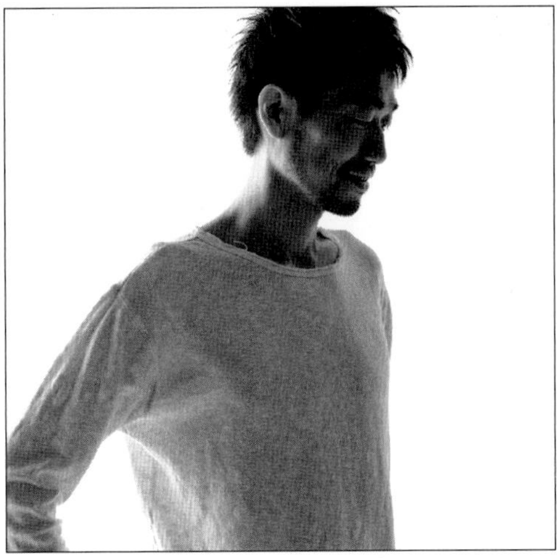

綿本 彰

わたもと・あきら

日本ヨーガ瞑想協会会長。綿本ヨーガスタジオ主宰。全米YOGAアライアンス500時間YOGA指導者トレーナー。
幼い頃から、父であり、同協会の名誉会長である故・綿本昇師からヨーガを学ぶ。大学卒業後、インドをはじめ世界各国でヨーガを研修。同師に師事しながら、1994年に指導をスタート。2003年日本初のパワーヨーガ専門スタジオを開設。現在はスタジオでの指導やテレビ、雑誌などを通じてヨーガの普及に努めている。DVD『綿本彰のやさしいパワーヨーガ』（NHKエンタープライズ）、著書『ヨーガのきほん 5 POSE YOGA』（新星出版社）ほか多数。

教室とホームページ

綿本ヨーガスタジオ
東京都中央区京橋3-3-13 平和ビル2F・3F
TEL03-3516-1196
http://www.yoga.jp/

綿本 彰の きれいに効くヨーガ

内と外からきれいになる

発行日 2011（平成23）年3月15日 第1刷発行

著者 綿本 彰

発行者 遠藤絢一

発行所 NHK出版
〒150-8081 東京都渋谷区宇田川町41-1
電話 03-3780-3330（編集）
0570-000-321（販売）
ホームページ http://www.nhk-book.co.jp
携帯電話サイト http://www.nhk-book-k.jp
振替 00110-1-49701

印刷・製本 凸版印刷

Printed in Japan

ISBN978-4-14-011298-4 C2077

Staff

アートディレクション / 米持洋介（case）
撮影 / 藤田浩司
ブックデザイン / 米持洋介、門馬賢史（case）
ヘア&メイク / 須田理恵
モデル / メイ・パクディ
校正 / 山内寛子
編集 / 山口ゆり（NHK出版）

撮影協力 / スリア（インターテック） TEL 03-5413-3742

綿本彰の

きれいに効くヨーガ

内と外からきれいになる